全国卫生职业院校学习笔记系列丛书

医用化学学习笔记

主　编　章耀武

副主编　秦振华　马　姣

编　委　（按姓氏笔画排序）

马　姣　红河卫生职业学院

付洪涛　雅安职业技术学院

杨智英　长沙卫生职业学院

何丽针　江西医学高等专科学校

张海峰　商丘医学高等专科学校

陈先玉　重庆医药高等专科学校

秦振华　商丘医学高等专科学校

章耀武　宜春职业技术学院

喻　菁　江西中医学高等专科学校

科　学　出　版　社
北　京

内 容 简 介

本书以目前通行的医用化学教材为蓝本，以学习笔记的形式，编写了医用化学课程中的基本概念、基本理论和物质的性质等知识点，包括物质结构和元素周期律、溶液和溶液的渗透压、化学反应速率和化学平衡、电解质溶液、胶体溶液、有机化合物概述、烃、醇酚醚、醛和酮、有机酸、酯和脂类、含氮有机化合物、糖类、氨基酸和蛋白质等内容，篇幅简略，知识点一目了然，便于学生课后复习。在每章后还附有综合练习，并给出了参考答案，学生学习后可以进行自我检测。本书可以作为医用化学的辅助教材。

图书在版编目 (CIP) 数据

医用化学学习笔记 / 章耀武主编 . —北京：科学出版社，2016. 1
全国卫生职业院校学习笔记系列丛书
ISBN 978-7-03-047050-8

Ⅰ. 医…　Ⅱ. 章…　Ⅲ. 医用化学-高等职业教育-教学参考资料
Ⅳ. R313

中国版本图书馆 CIP 数据核字（2016）第 010060 号

责任编辑：许贵强 / 责任校对：胡小洁
责任印制：赵　博 / 封面设计：范璧合

科 学 出 版 社 出版
北京东黄城根北街 16 号
邮政编码：100717
http：//www. sciencep. com

安泰印刷厂 印刷
科学出版社发行　各地新华书店经销

＊

2016 年 1 月第 一 版　开本：787×1092　1/16
2016 年 1 月第一次印刷　印张：8 1/2
字数：132 000

定价：**26. 00 元**
（如有印装质量问题，我社负责调换）

前　言

医用化学是高职护理、助产专业学生的一门必修基础课程，然而医用化学教学内容多、课时少、难记忆。为了帮助学生更好地学习并掌握医用化学的基本理论和基础知识，本书以高职《医用化学》教材为依据，采用学习笔记的形式，将各章的主要知识点、考点进行了归纳、精练和浓缩，并编写了适量的综合练习题，以便学生复习巩固课堂知识。

本书由三部分组成。第一部分：学习内容提炼，涵盖了各章的重点考点，并对重点考点内容用"※"做了标示；第二部分：综合练习题，旨在训练提升学生的应试能力，紧随各章内容之后；第三部分：综合练习题参考答案，列于本书最后，供参考。

本书可以作为高职护理、助产专业医用基础化学的教学辅助用书，供学生课后复习使用。

本书在编写过程中，参考了一些医用化学方面的书籍，在此对这些书籍的作者表示衷心的感谢！

由于编者水平有限，书中难免存在疏漏和不妥之处，敬请批评指正。

编　者
2015 年 8 月

目　　录

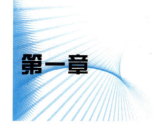

第一章

物质结构和元素周期律

学习内容提炼，涵盖重点考点

第一节　原子结构

（一）原子的组成

1. 原子内各粒子间的关系

$$原子（电中性）\begin{cases} 原子核（带正电荷）\begin{cases} 质子：每个质子带 1 个单位正电荷 \\ 中子：不带电 \end{cases} \\ 核外电子（带负电荷）\quad 每个电子带 1 个单位负电荷 \end{cases}$$

原子核处于原子的中心，体积只有原子体积的几千亿分之一，却几乎集中了原子的全部质量；核外电子围绕原子核做高速旋转运动。

原子的质量数是指将原子核内所有的质子和中子的相对质量取近似整数值相加，所得的数值。

※原子内各粒子数间的关系：

质量数（A）＝质子数（Z）＋中子数（N）

核内质子数＝核电荷数＝原子序数＝核外电子数

※2. 原子的表示符号

$_Z^A X$ 表示 1 个质子数为 Z，质量数为 A 的元素 X 的原子组成。

3. 同位素

※（1）同位素的概念和性质

质子数相同而中子数不同的同一元素的不同原子互称为同位素。

同位素原子间的物理性质有一定的差异，但化学性质几乎相同。其原因在于它们的中子数不同，但核外电子数相同。

（2）同位素的分类：可分为稳定性同位素和放射性同位素。

（二）原子核外电子的排布

1. 核外电子的运动状态　核外电子的运动状态可用电子层、电子亚层、电子云的伸展方向、电子的自旋四个参数来描述。

由电子层、电子亚层、电子云的伸展方向可确定一个原子轨道，原子轨道有 s、p、d、f 4 种。

2. 核外电子的排布规律　核外电子是分层排布的，电子层数的大小表示了该电子的能量大小，电子层数越大，电子能量越高。

核外电子的排布遵循下列规律：

第一，能量最低原理。通常情况下，核外电子总是尽先占据能量最低的电子层，当能量最低的电子层排满后，依次填入能量较高的电子层里。

第二，鲍林不相容原理。即每个电子层最多可容纳的电子数为 $2n^2$ 个。

第三，洪特规则。最外层电子数不超过 8 个（K 层为最外层时不超过 2 个）；次外层电子数不超过 18 个；倒数第 3 层电子数不超过 32 个。

※3. 核外电子排布的表示方法

（1）原子结构示意图：用 ⊕x 表示原子核和核电荷数，弧线表示电子层，在弧线上用阿拉伯数字表示电子数。

（2）电子式：用元素符号表示原子核和内层电子，在元素符号周围用·或×表示原子最外层的电子。

※（三）原子结构与元素性质的关系

原子有失去电子而成为阳离子的趋势称为元素的金属性。原子越容易失去电子，该元素的金属性越强。

原子有得到电子而成为阴离子的趋势称为元素的非金属性。原子越容易得到电子，该元素的非金属性就越强。

第二节 元素周期律和元素周期表

（一）元素周期律

※元素周期律：元素的性质随着原子序数的递增而呈现周期性变化的规律称为元素周期律。

具体表现为：

（1）原子最外层电子数的周期性变化：每隔一定数目的元素，原子的最外层电子数都是从 1 个递增到 8 个，呈周期性变化。

（2）原子半径的周期性变化：在具有相同电子层数的元素中，随着原子序数的递增，元素的原子半径逐渐减小，发生周期性变化。

（3）元素化合价的周期性变化：元素最高正化合价从+1 价依次递变到+7价（氧、氟例外）；负化合价从-4 价依次递变到-1 价，呈周期性变化。

（4）元素金属性和非金属性的周期性变化：具有相同电子层数的原子，随原子序数的递增，元素的性质都是从活泼金属开始，逐渐过渡到活泼的非金属，最后以稀有气体元素结束，呈周期性变化。

※（二）元素周期表

元素周期表是由 7 个横行，18 个纵行所构成，形成了 7 个周期，16 个族。

7 个周期为 3 个短周期（第 1、2、3 周期）、3 个长周期（第 4、5、6 周期）、1 个不完全周期（第 7 周期）。

16 个族为 7 个主族（用符号 A 表示，由长、短周期元素共同组成）、7 个副族（用符号 B 表示，只由长周期元素组成）、1 个第Ⅷ族（由第 8、9、10 三个纵行组成）、1 个 0 族。族序数均用罗马数字表示。

周期序数＝原子核外电子层数

主族序数＝原子最外层电子数

※（三）元素周期表中元素性质的递变规律

周期＼主族		ⅠA ⅡA ⅢA ⅣA ⅤA ⅥA ⅦA	0

非金属性逐渐增强 →

金属性逐渐增强

周期			
1 2 3 4 5 6 7	金属性逐渐增强	Li Be B C N O F Na Mg Al Si P S Cl K Ca Ga Ge As Se Br Rb Sr In Sn Sb Te I Cs Ba Tl Pb Bi Po At Fr Ra	非金属性逐渐增强	稀有气体元素

← 金属性逐渐增强

第三节 化 学 键

※化学键：分子中相邻原子之间的强烈相互作用，称为化学键。根据作用力的性质不同，可分为离子键、共价键（含配位键）。

※（一）离子键

阴、阳离子之间通过静电作用所形成的化学键，称为离子键。

活泼金属（如钾、钠、钙等）与活泼非金属（如氟、氯、氧等）间化合时，可形成离子键；酸根离子与铵离子间、酸根离子与金属离子间均可形成离子键。

离子键的特性：没有方向性和饱和性。

离子键的表示方法：用电子式表示如：$Na^+\left[\overset{\cdot\cdot}{\underset{\cdot\cdot}{\cdot Br \cdot}}\right]^-$。

由离子键形成的化合物称为离子化合物。

※（二）共价键

1. 现代价键理论

（1）共价键：原子间通过共用电子对所形成的化学键，称为共价键。非金属原子间相互结合时，都形成共价键。

（2）共价键的特性：具有方向性和饱和性。

（3）共价键的类型

1）根据共用电子对的偏向，共价键可分为非极性键和极性键两类。

非极性键是指由同种原子间形成的共价键，两个原子吸引电子的能力相同，共用电子对不偏向任何一个原子，处于两原子中间。

极性键是指由不同种原子间形成的共价键，在成键过程中，共用电子对偏向吸引电子能力较强的原子一方，使其带部分负电荷；而吸引电子能力较弱的原子带有部分正电荷。

2）根据共价键的形成过程不同，共价键可分为 σ 键、π 键。

（4）σ 键与 π 键的比较

	σ 键	π 键
存在形式	可以单独存在	不能单独存在，只能与 σ 键共存
形成过程	成键轨道沿键轴"头碰头"重叠，重叠程度大	成键轨道平行侧面"肩并肩"重叠，重叠程度小
键的性质	①成键原子可沿键轴自由旋转	①成键原子不能沿键轴自由旋转
	②键能较大，比较稳定，不易断裂	②键能较小，不稳定，易断裂
	③不易极化	③容易极化

（5）共价键的表示方法：既可用电子式表示，也可用结构式表示。

电子式：H∶H。

结构式：表示分子中原子的连接方式和顺序的化学式。上述电子式中的共用电子对用短线"—"表示，1 根短线表示 1 对共用电子，如 H—H。

全部由共价键形成的化合物称为共价化合物。

2. 杂化轨道理论

（1）杂化轨道：在原子成键的过程中，同一原子中几个能量相近的不同类型的原子轨道，重新组合，重新分配能量和确定空间方向，组成数目相等的新原子轨道，这种轨道重新组合的方式称为杂化，杂化后形成的新轨道称为杂化轨道。

（2）杂化类型

杂化类型	参与杂化的轨道	杂化轨道成分	杂化轨道数目	空间构型	正常键角
sp	1 个 s 轨道	$\frac{1}{2}$s $\frac{1}{2}$p	2 个 sp	直线	180°
	1 个 p 轨道				

续表

杂化类型	参与杂化的轨道	杂化轨道成分		杂化轨道数目	空间构型	正常键角
sp^2	1 个 s 轨道 2 个 p 轨道	$\frac{1}{3}$ s	$\frac{2}{3}$ p	3 个 sp^2	平面三角	120°
sp^3	1 个 s 轨道 3 个 p 轨道	$\frac{1}{4}$ s	$\frac{3}{4}$ p	4 个 sp^3	正四面体	109°28′

（三）分子的极性与氢键

1. 非极性分子和极性分子　非极性分子是指分子内正、负电荷中心重合的分子。由非极性键形成的分子以及由极性键形成具有空间对称结构、分子中正负电荷中心完全重合的多原子分子均为非极性分子。

极性分子是指分子内正、负电荷中心不重合的分子。由极性键形成的双原子分子以及由极性键形成的空间结构不对称、分子中正负电荷中心不重合的多原子分子均为极性分子。

2. 氢键　和非金属性很强的元素的原子（F、O、N）形成共价键的氢原子，可以再和这类元素的另一个原子相结合，这种相互作用称为氢键。氢键不是化学键，只是一种分子间作用力。

第四节　配位键和配位化合物

※（一）配位键

配位键，是一种特殊的共价键。其成键原子间的共用电子对是由其中一个原子独自提供，为两个原子所共用。

配位键的形成条件：①必须有 1 个能够提供孤对电子的原子；②有 1 个能够接收电子对的原子。

※（二）配位化合物

1. 配位化合物的组成

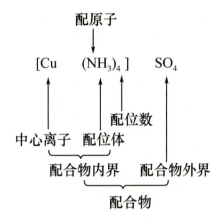

（1）中心离子：上述的 Cu^{2+} 为中心离子，也称配合物的形成体或中心原子，是指在配合物中接受孤电子对的离子或原子，一般是金属离子、金属原子。

（2）配位体及配原子：上述的 NH_3 为配位体，它与形成体间以配位键相结合。凡是与形成体间以配位键相结合的中性分子或阴离子称为配位体，简称配体；配体中能提供孤对电子的原子称为配位原子，如 NH_3 分子中的 N 原子（一般是电负性较大的非金属原子）。

（3）配位数：上述 NH_3 右下角的数字 4 为配位数。配位体中直接与中心离子以配位键相结合的配位原子的数目称为配位数。

（4）配离子及其电荷数：配离子 $[Cu(NH_3)_4]^{2+}$ 中中心离子和配位体电荷的代数和即为配离子的电荷数。

2. 配位化合物的命名

（1）配离子（即配合物内界）的命名：配位体数目（用中文大写数字表示)-配位体名称-合-中心离子的名称（名称后用罗马数字表示其电荷数，并加括号），如 $[Cu(NH_3)_4]^{2+}$ 名称为：四氨合铜（Ⅱ）配离子。

（2）配合物的命名：按照一般无机物的命名方法进行，先阴离子，后阳离子，如 $[Cu(NH_3)_4]SO_4$ 名称为硫酸四氨合铜（Ⅱ）。

（三）螯合物

螯合物也称内配合物，是由多齿配体与同一形成体结合形成的具有环状结构的配合物（含有 2 个或 2 个以上的配位原子同时与形成体以配位键相结合的配体称为多齿配体；能与形成体形成螯合物的多齿配体称为螯合剂）。

螯合物的稳定性与螯合环的大小有关，形成的螯合环越大，螯合物越稳定。

第五节　氧化还原反应

（一）氧化还原反应

氧化还原反应的实质是反应中发生了电子的得失或共用电子对的偏移，亦即是发生电子的转移。凡是发生电子转移的反应均称为氧化还原反应。物质失去电子的反应是氧化反应；物质得到电子的反应是还原反应。在反应过程中，得失电子总数相等。

※（二）氧化剂和还原剂

在氧化还原反应中，得到电子的物质称为氧化剂，具有氧化性，它能使反应中其他物质氧化，而本身发生还原反应。

失去电子的物质称为还原剂，具有还原性，它能使反应中其他物质还原，而本身发生氧化反应。

电子转移方向：从还原剂转移到氧化剂。

医学上常见的氧化剂有高锰酸钾（PP 粉）、过氧化氢（双氧水），还原剂有硫代硫酸钠、碘化钾。

模拟试题测试，提升应试能力

一、选择题

1. 下列关于 $_Z^AX$ 的叙述正确的是（　　　　）

A. 表示元素 X　　　　　　　　B. 表示一种原子

C. 质量数为 Z　　　　　　　　D. 中子数为 Z

2. 下列粒子中质子数为 8 的是（　　　　）

A. Na　　　　B. Na^+　　　　C. O^{2-}　　　　D. Br

3. 在下列各粒子间（①K^+　②Na　③ Cl　④ Ar）最外层电子数相同的是（　　　）

A. ②③④　　　　B. ①②　　　　C. ①④　　　　D. ②④

4. 下列各组粒子互为同位素原子的是（　　　　）

A. O^{16} 与 O^{18}　　　B. O_2 与 O_3　　　C. 水与重水　　　D. 金刚石与石墨

5. 决定粒子化学性质的因素是（　　）

A. 核外电子数　　　　　　　　B. 质量数

C. 最外层电子数　　　　　　　D. 电子层数

6. 下列元素按金属性强弱顺序排列正确的是（　　）

A. K>Na>Mg>Cl　　　　　　B. Na>K>Mg>Cl

C. Na>Mg>K>Cl　　　　　　D. K>Mg>Na>Cl

7. $^{40}Ca^{2+}$ 核外有 18 个电子，其中子数为（　　）

A. 18　　　　　B. 32　　　　　C. 40　　　　　D. 20

8. 下列粒子性质最稳定的是（　　）

A. (+6) 2 4　　　　　　　　　B. (+11) 2 8

C. (+20) 2 8 8 2　　　　　　　D. (+17) 2 8 7

9. 决定元素在周期表中位置的因素是（　　）

①电子层数　②最外层电子数　③核外电子总数　④元素的质量数

A.①②　　　　B.①②③④　　　　C.①②③　　　　D.②③④

10. 下列元素为两性元素的是（　　）

A. Ca　　　　　B. Al　　　　　C. S　　　　　D. Br

11. 下列哪个原子最外层的电子能量最高（　　）

A. 钠　　　　　B. 钾　　　　　C. 镁　　　　　D. 铍

12. 原子核外第 3 电子层最多可容纳的电子数为（　　）

A. 3　　　　　B. 9　　　　　C. 6　　　　　D. 18

13. 下列不具有周期性变化的是（　　）

A. 原子序数　　　B. 原子半径　　　C. 元素性质　　　D. 最外层电子数

14. 决定元素在周期表中的主族序数的是（　　）

A. 核外电子数　　　　　　　　B. 质量数

C. 最外层电子数　　　　　　　　　D. 电子层数

15. 下列物质中包含离子键的是（　　　）

A. NaCl　　　　　B. HCl　　　　　C. H_2SO_4　　　　　D. H_2O

16. 下列物质中既含有离子键，又含有共价键、配位键的是（　　　）

A. NaCl　　　　　B. NH_4Cl　　　　　C. HCl　　　　　D. HClO

17. 属于分子间作用力的是（　　　）

A. 离子键　　　　B. 共价键　　　　C. 配位键　　　　D. 氢键

18. 下列分子为非极性分子的是（　　　）

A. HCl　　　　　B. NaCl　　　　　C. H_2O　　　　　D. CO_2

19. 下列化合物中属于配合物的是（　　　）

A. $KAl(SO_4)_2$　　　　　　　　　B. $CuSO_4 \cdot 5H_2O$

C. $K_3[Fe(CN)_6]$　　　　　　　　D. $Cu_2(OH)_2CO_3$

20. 下列化合物中中心离子为 Fe^{3+} 的是（　　　）

A. $K_4[Fe(CN)_6]$　　　　　　　　B. $Fe[Fe(CN)_6]$

C. $Fe_2[PtCl_4]_3$　　　　　　　　D. $FeCl_3$

21. 下列化合物中配位数为 6 的是（　　　）

A. $[Co(NH_3)_2(H_2O)_2Cl_2]Cl$　　　B. $[Fe(en)_3]^{2+}$

C. 两者都是　　　　　　　　　　　D. 两者都不是

22. 下列哪个离子不可做配位化合物的形成体（　　　）

A. Cu^{2+}　　　　　B. K^+　　　　　C. Fe^{3+}　　　　　D. Co^{3+}

23. 下列反应属于氧化还原反应的是（　　　）

A. $HCl + NaOH = NaCl + H_2O$　　　B. $Cl_2 + KBr = KCl + Br_2$

C. $CaO + H_2O = Ca(OH)_2$　　　　D. $CaCO_3 = CaO + CO_2$

24. 下列物质不能做还原剂的是（　　　）

A. CO　　　　　B. Fe^{2+}　　　　　C. Fe^{3+}　　　　　D. H_2S

25. 下列粒子中，既可作氧化剂又可作还原剂的是（　　　）

A. H_2S　　　　　B. Zn　　　　　C. Fe^{2+}　　　　　D. HCl

26. 医药上常用作外用消毒剂的氧化剂是（　　　）

A. 高锰酸钾　　　B. 高锰酸　　　　C. 次氯酸　　　　D. 乙醇

27. 在反应 $MnO_2 + 4HCl（浓）= MnCl_2 + Cl_2 + 2H_2O$ 中被氧化的 Cl^- 数有多少个（　　　）

A. 1   B. 2   C. 3   D. 4

28. 下列物质能与水分子间形成氢键，增大其水溶性的是（   ）

A. HCl   B. C_2H_5OH C. NaOH   D. HNO_3

29. 焦亚硫酸钠具有较强的还原性，在维生素 C 注射液中加入焦亚硫酸钠的目的是（   ）

A. 增大水溶性   B. 作抗氧剂   C. 加强药效   D. 作止痛剂

30. 下列原子在与其他原子化合时，只能形成具有饱和性的化学键的是（   ）

A. K   B. Cu   C. Br   D. C

二、填空题

1. 原子是由带_____的原子核和带_____的电子构成。原子核位于_____，原子核所带正电量和核外电子所带的负电量相等，整个原子是_____的。

2. 将原子核内所有的质子和中子的相对质量取近似整数值相加，所得的数值称为原子的_____。

3. 质子数相同而中子数不同的同一元素的不同原子互称为_____，其化学性质_____。

4. 电子层数可用符号_____表示。电子层数不仅表示电子离核的远近，而且是决定电子能量高低的主要因素。电子层数越大，电子离核越_____，能量越_____。

5. 最外层有_____个电子的结构是一种稳定结构。

6. 活泼的金属与活泼的非金属在适当条件下都能发生反应生成_____型化合物。

7. 离子键的特性是_____，共价键则与之相反。

8. CH_4分子呈正四面体型，是_____分子。

9. $[Co(NH_3)_2Cl_2]^+$ 中形成体是_____，配位原子是_____。

10. 在 Cu^{2+}、S^{2-}、Na、Fe^{2+}、H^+、O_2、H_2O 中，在反应中只能作还原剂的是_____，既可作还原剂又可作氧化剂的是_____，只能作氧化剂的是_____。

三、判断题

1. 质子数是决定原子种类的关键因素。（   ）

2. 核外电子排布相同的粒子，化学性质相同。（　　）

3. 离子化合物中只包含有离子键。（　　）

4. 由极性键形成的化合物一定是极性分子。（　　）

5. 凡含有配位键的化合物一定是配合物。（　　）

6. 氢键是一种特殊的化学键，没有方向性和饱和性。（　　）

7. 金属阳离子都可作为配合物的形成体。（　　）

8. 在临床上将同位素原子用于疾病诊断，是利用了同位素具有放射性的特性。（　　）

9. 在氧化还原反应中，氧化剂失电子数与还原剂得电子数相等。（　　）

10. 只有多齿配体才能与中心离子形成螯合物。（　　）

四、简答题

1. 在下表的空格中填入恰当的数值。

粒子	核内质子数	核外电子数	质量数	中子数	原子序数
$_{11}Na$			23		
Al^{3+}		10		14	
$_{16}S^{2-}$				16	
Ca			40		20

2. 有 A、B、C、D 四种元素，其中 A 元素位于周期表中第 4 周期第 ⅡA 族；B 元素的核外电子层数比 A 元素少 1，能与 A 形成 AB 型离子化合物；C 原子核外有 2 个电子层，且最外层电子数是 A 原子最外层电子数的 3 倍；D 是周期表中非金属性最强的元素，其氢化物能形成分子间氢键。试写出：

（1）A、B、C、D 四种元素的名称、符号及在周期表中的位置。

（2）用电子式表示化合物 A、B、D 的氢化物的形成过程。

3. 简述临床上使用过氧化氢作外用消毒剂的原理。

4. 简述生活中煤气中毒的原理。

5. 写出下列配离子及配合物的名称。

$[PtCl_6]^{2-}$　$[Ag(NH_3)_2]^+$　$[Fe(en)_3]^{3+}$　$[Co(NH_3)_5(H_2O)]^{3+}$

$[Zn(NH_3)_4]SO_4$　$K_4[Fe(CN)_6]$

（章耀武）

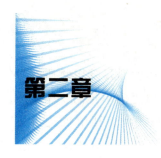

第二章

溶液和溶液的渗透压

学习内容提炼，涵盖重点考点

第一节 物质的量

※ （一） 物质的量

物质的量是国际单位制中 7 个基本物理量之一。物质的量是表示物质所含粒子数目的多少，用符号 n 表示，其国际单位是摩尔（mol）。化学上规定，1mol 粒子集体所含的粒子数与 0.012kg^{12}C 的碳原子数目（阿伏伽德罗常数 N_A）相等。即 1mol 任何粒子都含有阿伏伽德罗常数个微粒。

阿伏伽德罗常数：$N_A = 6.02 \times 10^{23}$。

物质的量 n 与基本单元数 N、阿伏伽德罗常数 N_A 之间有如下关系：

$$n = \frac{N}{N_A} \tag{2-1}$$

物质的量的使用范围是微观粒子，不能用于计量宏观物质。在使用中应指明粒子的名称，即应指明基本单元。基本单元可以是原子、分子、离子、电子或其他粒子，或是这些粒子的特定组合。书写物质的量时，应在右下角标明微粒的基本单元。例如，氢原子的物质的量写为 n_H，SO_4^{2-} 的物质的量写为 $n_{SO_4^{2-}}$。

凡是物质的量相同的任何物质，它们所包含的基本单元数目一定是相同的。因此要比较同种物质中所包含基本单元数目的多少，只需比较它们物质的量的大小即可。

※ （二）摩尔质量

1mol 物质所具有的质量称为摩尔质量，也即是物质的质量除以物质的量为该物质的摩尔质量，用符号 M 表示。当物质的质量以克为单位时，摩尔质量的单位为 g/mol，在数值上等于该物质的化学式的式量。其单位还可用 kg/mol、mg/mol、μg/mol。

物质的量 n_B 与质量 m_B、摩尔质量 M_B 之间的关系可用下式表示：

$$n_B = \frac{m_B}{M_B} \tag{2-2}$$

物质的量把微观粒子与宏观可称量物质联系了起来。

物质的质量（m）——物质的量（n）——阿伏伽德罗常数（N_A）

$$n = \frac{m}{M} \qquad n = \frac{N}{N_A}$$

（三）气体摩尔体积

一定的温度和压强下，1mol 物质所占有的体积称为摩尔体积，用 V_m 表示。气态物质的摩尔体积的单位为 L/mol。

$$V_m = \frac{V}{n} \tag{2-3}$$

※在标准状况下，1mol 任何气体所占的体积都约为 22.4L，这个数值称为气体摩尔体积，即标准状况下气体摩尔体积为 22.4L/mol。

※阿伏伽德罗定律：同温同压下体积相同的任何气体都含有相同的分子数。

气体摩尔体积只适用于标准状态下的气体（单一或混合气体均可）；若条件改变，气体摩尔体积数值也会发生改变，它决定于气体所处的温度和压强。

第二节　溶液的浓度

※ （一）溶液浓度的表示方法

溶液的浓度是指一定量溶液或溶剂中所含溶质的量，溶液浓度有多种表示方法，医学上常用以下几种。

1. 物质的量浓度　溶质 B 的物质的量 n_B 除以溶液的体积 V，称为 B 的物质的量浓度，简称为浓度，用符号 c_B 表示：

$$c_B = \frac{n_B}{V} \qquad (2\text{-}4)$$

物质的量浓度的单位是 mol/L、mmol/L 或 μmol/L 等。

在使用物质的量浓度时，必须指明物质的基本单元，如 $c(H_2SO_4)$、$c(H^+)$、$c(Cl^-)$ 等。

2. 质量浓度　溶质 B 的质量 m_B 除以溶液的体积 V，称为 B 的质量浓度，用符号 ρ_B 表示：

$$\rho_B = \frac{m_B}{V} \qquad (2\text{-}5)$$

质量浓度的常用单位是 g/L、mg/L 和 μg/L 等。由于密度的表示符号为 ρ，应用时要特别注意质量浓度 ρ_B 和密度 ρ 的区别（密度为溶液的质量除以溶液的体积）。

3. 体积分数　溶质 B 的体积 V_B 与溶液的体积 V 之比，称为 B 的体积分数，用符号 φ_B 表示：

$$\varphi_B = \frac{V_B}{V} \qquad (2\text{-}6)$$

体积分数是一个无量纲的量，其值用小数或百分数表示。医学上常用体积分数来表示溶质为液体或气体的溶液的组成。例如，消毒用的乙醇溶液中乙醇的体积分数为 0.75 或 75%。

4. 质量分数　溶质 B 的质量 m_B 与溶液的质量 m 之比，称为 B 的质量分数，用符号 ω_B 表示：

$$\omega_B = \frac{m_B}{m} \qquad (2\text{-}7)$$

质量分数也是一个无量纲的量，其值用小数或百分数表示。例如，市售浓盐酸的质量分数为 0.37 或 37%。

※（二）溶液浓度的换算

同一溶液在不同用途中，其组成往往使用不同的浓度表示方法，因此有时必须进行换算。

1. 质量浓度 ρ_B 与物质的量浓度 c_B 之间的换算关系

$$c_B = \frac{\rho_B}{M_B} \qquad (2\text{-}8)$$

或

$$\rho_B = c_B M_B \qquad (2\text{-}9)$$

2. 质量分数 ω_B 与物质的量浓度 c_B 之间的换算关系

$$c_B = \frac{\omega_B \cdot \rho \cdot 1000}{M_B} \qquad (2\text{-}10)$$

式（2-10）中，ρ 为溶液的密度，单位为 g/ml。

※ （三）溶液的配制和稀释

1. 溶液的配制

（1）一定质量溶液的配制：计算出溶质和溶剂的质量后，进行称取并将这一定质量的溶质和溶剂混合均匀即可。一般用质量分数表示溶液的组成时采用此方法比较方便。

（2）一定体积溶液的配制：将一定质量（或体积）的溶质与适量的溶剂混合，完全溶解后，再加溶剂至所需体积，搅拌均匀即可。一般用物质的量浓度、质量浓度和体积分数表示溶液的组成时采用此方法。

（3）配制步骤：溶液的配制根据要求不同，可分为粗配和精确配制两种。粗配是用台秤称量，量筒（或量杯）量取液体，在烧杯中配制溶液；精确配制则需要用分析天平（或电子天平）称量，用移液管（或吸量管）量取液体，在容量瓶中配制溶液。基本步骤为：

1）计算：按溶液浓度和量的要求，计算出所需溶质的质量或体积。

2）称量（量取）：用天平称取固体溶质或用量器量取液体溶质。

3）溶解：将溶质放于一定的容器中，加适量蒸馏水溶解。

4）转移、洗涤：将上述溶液转移到一定的容器（量器）中，再用少量蒸馏水洗涤容器 2~3 次，并将洗涤液一并转移到容器（量器）中。

5）稀释、定容：向容器（量器）中加蒸馏水稀释，当液面距刻度或标线约 1cm 处时，改用胶头滴管逐滴滴入蒸馏水至刻度或标线，摇匀。

6）装瓶贴签：将配好的溶液倒入试剂瓶中，贴上标签，备用。

2. 溶液的稀释　溶液的稀释就是在溶液中加入适量的溶剂，使溶液的浓度变小的过程。

在实际工作中，常将一种浓溶液（c_1）加水稀释配制稀溶液（c_2），稀释后溶液的浓度变小、体积变大，但溶质的量不变，即：

稀释前溶质的量＝稀释后溶质的量

设稀释前为"1"状态，稀释后为"2"状态，则稀释公式有

$$C_1 V_1 = C_2 V_2 \tag{2-11}$$

$$\rho_1 V_1 = \rho_2 V_2 \tag{2-12}$$

$$\varphi_1 V_1 = \varphi_2 V_2 \tag{2-13}$$

上式仅适用于溶液的稀释，不能用于化学反应。另外，应用稀释公式进行有关计算时，等式两边的浓度及体积的单位必须一致。

溶液浓度计算公式汇总表

类别		符号	常用单位	数学表达式
溶液浓度	物质的量浓度	c_B	mol/L	$C_B = \dfrac{n_B}{V}$
	质量浓度	ρ_B	g/L	$\rho_B = \dfrac{m_B}{V}$
	体积分数	φ_B	无	$\varphi_B = \dfrac{V_B}{V}$
	质量分数	ω_B	无	$\omega_B = \dfrac{m_B}{m}$
溶液浓度换算	$c_B = \dfrac{\rho_B}{M_B}$ $\quad c_B = \dfrac{\omega_B \cdot \rho \cdot 1000}{M_B}$			
稀释公式	$C_1 V_1 = C_2 V_2$ $\rho_1 V_1 = \rho_2 V_2$ $\varphi_1 V_1 = \varphi_2 V_2$			

第三节　溶液的渗透压

※（一）渗透现象和渗透压

1. 渗透现象

半透膜：是一种只允许某些物质透过，而不允许另一些物质透过的薄膜。生物体内的细胞膜、血管壁、膀胱膜，人造羊皮纸、玻璃纸、火棉胶等都是

半透膜。理想的半透膜只允许溶剂分子（如水分子）透过，而溶质分子或离子不能透过。

渗透现象：溶剂分子透过半透膜由纯溶剂进入溶液或由稀溶液进入浓溶液的现象称为渗透现象，简称渗透。

产生渗透现象必须具备两个条件：一是有半透膜存在；二是半透膜两侧的溶液单位体积内溶质粒子数目不相等。

渗透的方向：总是由纯溶剂向溶液或由稀溶液向浓溶液渗透。

2. 渗透压

渗透压：在一定温度下，将一溶液与纯溶剂用半透膜隔开，为阻止渗透现象的发生，从一开始就保持渗透平衡而在溶液液面上施加的额外压力称该溶液在这个温度下的渗透压，用符号 Π 表示，其单位是 Pa 或 kPa。

反渗透：若在浓溶液一侧施加一个大于渗透压的压力时，浓溶液中的溶剂会向稀溶液渗透，此种溶剂的渗透方向与原来渗透的方向相反，这一过程称为反渗透。反渗透可用于海水、苦碱水淡化，处理重金属废水，纯水、超纯水制备等。

※（二）影响渗透压的因素

范特荷夫定律（渗透压定律）：难挥发非电解质稀溶液的渗透压与溶液的浓度和热力学温度的乘积成正比。可以表示为：

$$\Pi = cRT \tag{2-14}$$

式中，Π 为溶液的渗透压，单位 kPa；c 为非电解质溶液的物质的量浓度；T 为热力学温度（$T = 273.15 + t$）；R 为摩尔气体常数，R = 8.314J/（K·mol）。

稀溶液的依数性：从范特荷夫定律可以得出这样的结论：在一定温度下，稀溶液的渗透压取决于单位体积溶液内溶质的物质的量，亦即决定于单位体积溶液内溶质的微粒数，而与溶质的本性和种类无关。

范特荷夫定律的适用范围：适用于非电解质稀溶液渗透压的计算。

对于电解质溶液，渗透压定律修正为：

$$\Pi = icRT \tag{2-15}$$

因为电解质分子在溶液中会电离成若干个离子，导致单位体积溶液中溶质的颗粒数目要比相同浓度的非电解溶液多，因此，在计算电解质溶液的渗透压时必须引入一个校正系数 i。

i 称为范特荷夫系数，可以近似取整数，它表示 1 个强电解质分子在溶液中解离出的离子数。例如 NaCl 溶液，$i=2$；$NaHCO_3$ 溶液，$i=2$；$CaCl_2$ 溶液，$i=3$；Na_3PO_4 溶液，$i=4$。

※ （三）渗透压在医学上的意义

1. 渗透浓度　人体体液（如血浆、细胞内液等）中含有电解质组分和非电解质组分。为了表明血浆等体液的渗透压大小，医学上常用渗透浓度。体液的渗透压决定于单位体积体液中各种分子和离子的总数。

医学上将溶液中能产生渗透效应的各种分子和离子（称为渗透活性物质）的总浓度定义为渗透浓度，用符号 c_{os} 表示，常用单位是 mol/L 或 mmol/L。

对于非电解质溶液，其渗透浓度等于其物质的量浓度；对于强电解质溶液，其渗透浓度等于溶液中的离子总浓度，即：$c_{os}=ic$。

2. 等渗、低渗和高渗溶液　在相同温度下，渗透压相等的两种溶液称等渗溶液。渗透压不等的两种溶液中，渗透压相对较低的称低渗溶液；渗透压相对较高的称高渗溶液。

在医学上，溶液的等渗、低渗和高渗是以正常人血浆的总渗透压（或渗透浓度）为标准确定的。正常人血浆的总渗透浓度约为 300 mmol/L，据此临床上规定：凡渗透浓度在 280～320 mmol/L 范围内的溶液称为等渗溶液，渗透浓度大于 320 mmol/L 的溶液称为高渗溶液，渗透浓度小于 280 mmol/L 的溶液称为低渗溶液。

临床上常用到的生理盐水（9g/L NaCl 溶液）、50g/L 葡萄糖溶液和 12.5g/L $NaHCO_3$ 溶液均为等渗溶液。当红细胞处于等渗溶液中时，红细胞才能保持其正常形态和生理活性；当红细胞置于低渗溶液中时，会出现红细胞膨胀破裂，即出现溶血现象；当红细胞置于高渗溶液中时，红细胞将逐渐皱缩，发生胞浆分离现象。

因此临床上输液，应用等渗溶液是一个基本原则；但根据需要，临床上有时也用高渗液进行静脉注射，但注射量不宜太多，注射速度不能太快，缓慢注入体内，可被体液稀释成等渗液。

3. 晶体渗透压与胶体渗透压　人体血浆中既含有多种电解质离子和有机小分子物质，如 Na^+、K^+、Ca^{2+}、HCO_3^-、葡萄糖、氨基酸、尿素等，也有有机高分子物质，如蛋白质、核酸等。血浆总渗透压是由这两种物质产生的渗透压的总和，人体血浆的正常渗透压约为 770kPa。

医学上，把电解质、小分子物质所产生的渗透压称为晶体渗透压，人体血浆中晶体渗透压约为 766kPa，其作用是维持细胞内外水、盐的相对平衡；而把高分子物质产生的渗透压称为胶体渗透压，胶体渗透压仅为 3.85kPa 左右，胶体渗透压虽小，但对维持毛细血管内外的水盐平衡、维持血容量起着重要作用。

模拟试题测试，提升应试能力

一、选择题

1. 标准状况下，2.2g CO_2 的体积为（   ）

A. 2.24L   B. 2.2L   C. 1.12L   D. 4.4L

2. 下列叙述正确的是（   ）

A. 1mol 任何气体的体积都为 22.4L

B. 1mol 任何物质在标准状况下所占的体积都约是 22.4L

C. 标准状况下，1mol 水所占有的体积是 22.4L

D. 标准状况下，22.4L 的任何气体的物质的量都是 1mol

3. 相同状况下，下列气体所占体积最大的是（   ）

A. 80g SO_3 B. 16g O_2 C. 32g H_2S D. 3g H_2

4. 下列说法正确的是（   ）

A. 1mol 氯含有 $6.02×10^{23}$ 个微粒

B. 阿伏伽德罗常数数值约等于 $6.02×10^{23}$

C. 钠的摩尔质量等于它的相对原子质量

D. H_2O 的摩尔质量是 18g

5. 下列物质里含氢原子数最多的是（   ）

A. 1mol H_2 B. 0.5mol NH_3

C. $6.02×10^{23}$ 个的 CH_4 分子   D. 0.3mol H_3PO_4

6. 0.8g 某物质含有 $3.01×10^{22}$ 个分子，该物质的相对分子质量约为（   ）

A. 8   B. 16   C. 64   D. 160

7. 500ml 溶液中含 8g Ca^{2+}，则溶液中 Ca^{2+} 的浓度为（   ）

A. 4mol/L   B. 0.4mol/L   C. 2mol/L   D. 0.2mol/L

8. 配制 200ml 0.10mol/L 的 NaCl 溶液，需称取固体 NaCl（　　）

A. 58.5g　　　　B. 5.85g　　　　C. 1.17g　　　　D. 0.2g

9. 某患者需补充 0.06mol Na^+，应补充生理盐水的体积为（　　）

A. 600ml　　　　B. 500ml　　　　C. 390ml　　　　D. 153ml

10. 下列各溶液中，Na^+ 浓度最大的是（　　）

A. 0.8L 0.4mol/L 的 NaOH 溶液　　　B. 0.2L 0.15mol/L Na_3PO_4 溶液

C. 1L 0.3mol/L 的 NaCl 溶液　　　D. 0.5L 0.5mol/L 的 Na_2SO_4 溶液

11. 下列溶液中，与血浆等渗的是（　　）

A. 9g/L NaCl 溶液　　　　B. 50g/L $NaHCO_3$ 溶液

C. 100g/L 葡萄糖溶液　　　　D. 90g/L NaCl 溶液

12. 下列质量浓度相同的四种溶液，在相同温度下渗透压最大的是（　　）

A. 葡萄糖溶液　　　　B. 蔗糖溶液

C. 氯化钠溶液　　　　D. 氯化钙溶液

13. 会使红细胞发生溶血现象的溶液是（　　）

A. 12.5g/L $NaHCO_3$ 溶液　　　　B. 1.0g/L NaCl 溶液

C. 9.0g/L NaCl 溶液　　　　D. 100g/L 葡萄糖溶液

14. 欲使被半透膜隔开的两种溶液间不发生渗透现象，其条件是（　　）

A. 两溶液酸度相同　　　　B. 两溶液体积相同

C. 两溶液的物质的量浓度相同　　　D. 两溶液的渗透浓度相同

15. 影响溶液渗透压的因素是（　　）

A. 浓度、温度　　　　B. 体积、温度

C. 压力、密度　　　　D. 浓度、体积

16. 配制 φ_B = 0.75 的消毒酒精 500ml 所需 φ_B = 0.95 的药用酒精的体积约为（　　）

A. 395ml　　　　B. 633ml　　　　C. 789ml　　　　D. 950ml

17. 将 12mol/L 的盐酸（ρ = 1.19g/ml）50ml 稀释成 6mol/L 的盐酸（ρ = 1.10g/ml），需加水的体积为（　　）

A. 50ml　　　　B. 50.5ml　　　　C. 55ml　　　　D. 59.5ml

18. 300ml 0.1mol/L 的 $AlCl_3$ 溶液与 200ml 0.3mol/L 的 NaCl 溶液中 $c(Cl^-)$ 之比为（　　）

A. 1：1　　　　B. 1：2　　　　C. 1：3　　　　D. 3：2

19. 25ml 氯化钙溶液中含 Cl^- 数为 $3.01×10^{22}$ 个，此氯化钙溶液的物质的量浓度为（　　）

A. 4mol/L　　　　　B. 2mol/L　　　　C. 1mol/L　　　　D. 0.5mol/L

20. 37℃时 NaCl 溶液和葡萄糖溶液的渗透压均为 770 kPa，则两溶液的物质的量浓度的关系为（　　）

A. $c_{NaCl}=c_{葡萄糖}$　　　　　　　B. $c_{NaCl}=2c_{葡萄糖}$

C. $c_{葡萄糖}=0.5c_{NaCl}$　　　　　　D. $c_{葡萄糖}=2c_{NaCl}$

二、填空题

1. 0.5mol Na_2SO_4 含有_____mol Na^+，_____mol SO_4^{2-}，约含_____个 O 原子。

2. 某硫酸钠溶液中含有 $3.01×10^{22}$ 个 Na^+，则该溶液中 SO_4^{2-} 的物质的量是_____mol，该溶液中 Na_2SO_4 的质量为_____g。

3. _____mol CO_2 中含有的氧原子数与 $1.806×10^{24}$ 个 H_2O 分子中含有的氧原子数相同。

4. 1.5mol CO_2 的质量是_____g；在标准状况下所占的体积约为_____L；所含的分子数目约为_____；所含氧原子的数目约为_____。

5. 14g KOH 配成 250ml 溶液，溶质的物质的量_____mol，溶液的物质的量的浓度_____mol/L。

6. 某患者滴注 0.8L 生理盐水，则进入患者体内的 NaCl 是_____g。

7. 临床上，渗透浓度在_____mmol/L 范围内的溶液为等渗溶液。

8. 临床上输液，应用_____溶液是一个基本原则。

9. 将红细胞置于低渗溶液中，会发生_____现象，置于高渗溶液中，会发生_____现象。

10. 血浆的渗透压分为_____和_____，血浆渗透压主要来源于_____。

三、判断题

1. 摩尔是物质的质量单位。（　　）

2. 标准状况下，1mol 任何物质的体积都约为 22.4L。（　　）

3. 1mol H_2O 中含有 $6.02×10^{23}$ 个水分子。（　　）

4. 同温同压下，含有相同分子数的两种气体占有相同的体积。（　　）

5. 相同条件下，1molCO 和 1molCO₂ 所含分子数相同，体积也相同。（　　）

6. 1molO$_2$的质量是 32g/mol。（　　）

7. 两种溶液用半透膜隔开，就会发生渗透现象。（　　）

8. 溶液渗透的方向是由浓溶液向稀溶液渗透。（　　）

9. 电解质、小分子物质产生的渗透压称为晶体渗透压，其在人体血浆总渗透压占大部分。（　　）

10. 溶液在稀释前后，溶质的量不变。（　　）

四、计算题

1. 配制 0.1mol/L 盐酸溶液 500ml，若用 37% 的浓盐酸（密度为 1.19g/ml）来配制，问需用此浓盐酸溶液多少毫升？

2. 临床上需 1/6mol/L 乳酸钠（NaC$_3$H$_5$O$_3$）溶液 1200ml，如用 112g/L 乳酸钠针剂（20ml/支）配制，问需要此针剂几支？

3. 将 1.00g 血红素溶于适量纯水中配成 100ml 溶液，20℃时测得该溶液的渗透压为为 0.366kPa，求血红素的摩尔质量。

4. 临床上常用的人工肾透析液，每 10 000ml 中含葡萄糖 0.11mol、NaCl 0.95mol、NaAc 0.35mol、KCl 0.01mol、MgCl$_2$0.01mol、CaCl$_2$1.7g。问此透析液是等渗、低渗还是高渗？

（付洪涛）

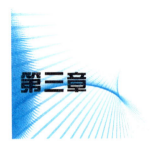

化学反应速率与化学平衡

学习内容提炼，涵盖重点考点

第一节　化学反应速率

(一) 化学反应速率的概念和表示方法

化学反应速率是用来表示化学反应快慢的物理量，以单位时间内反应物或生成物的浓度变化值来表示。

$$\bar{v} = \frac{\mid c_2 - c_1 \mid}{t_2 - t_1}$$

化学反应速率单位：mol/（L·min）或 mol/（L·s）或 mol/（L·h）。

浓度一般用物质的量浓度表示，单位为 mol/L。

对于同一反应，可用反应物或生成物的浓度变化来表示，当所用的物质不同时，其反应速率数值不同，它们之间的关系由反应式中的计量系数而定。

※ (二) 影响化学反应速率的因素

影响化学反应速率的因素
- 内因：反应物本身的结构和性质
- 外因
  - 浓度：增大反应物的浓度，反应速率加快；反之，反应速率减慢
  - 温度：升高温度，反应速率加快。每升高 10℃，反应速率加快 2~4 倍；降低温度，反应速率以同样倍数减慢
  - 压强：对有气体反应物的反应而言，增大压强，反应速率加快；减小压强，反应速率减慢
  - 催化剂：加入正催化剂，能显著加快反应速率

上述外因的影响，均是指当其他条件不变时，改变该条件所产生的影响。

第二节　化学平衡

※（一）化学平衡的相关概念

不可逆反应：一定条件下，只能向一个方向进行的反应，称为不可逆反应。在方程式中用"＝＝"或"——→"表示。

可逆反应：在同一条件下，能双向进行的反应，称为可逆反应。在方程式中用"⇌"表示。在可逆反应中从左向右进行的反应，称为正反应；反之则称为逆反应。可逆反应的特点：在密闭容器中，反应不能进行到底。

化学平衡：在一定条件下，可逆反应的正反应速率等于逆反应速率，反应物和生成物的浓度不再随时间而改变的状态，称为化学平衡。其特点是：

（1）"逆"：化学平衡只存在于可逆反应中；

（2）"动"：平衡状态下，正、逆反应仍在继续进行之中；

（3）"等"：平衡状态时，正、逆反应速率相等；

（4）"定"：平衡状态下，反应物和生成物的浓度保持恒定，不随时间而改变。

化学平衡是有条件的、相对的、暂时的动态平衡，一旦改变平衡所处的条件，平衡即被打破，化学反应将向着形成新的平衡的方向移动。

※（二）影响化学平衡移动的因素

影响化学平衡移动的因素	改变原有平衡所处的条件	产生的结果
浓度	加大反应物的浓度或减小生成物的浓度	平衡向正反应方向移动，直至形成新的平衡
	减小反应物的浓度或增大生成物的浓度	平衡向逆反应方向移动，直至形成新的平衡
压强	增大体系的压强	平衡向气体体积缩小的方向移动，直至形成新的平衡
	减小体系的压强	平衡向气体体积增大的方向移动，直至形成新的平衡

续表

影响化学平衡 移动的因素	改变原有平衡所处的条件	产生的结果
温度	升高反应体系的温度	平衡向吸热反应方向移动，直至形成新的平衡
	降低反应体系的温度	平衡向放热反应方向移动，直至形成新的平衡
催化剂	加入催化剂	对平衡移动无影响

化学平衡移动原理：改变平衡体系所处的任一条件（如浓度、压强或温度），平衡将向着减弱这种改变的方向移动。此称为化学平衡移动原理，又称勒夏特列原理。

模拟试题测试，提升应试能力

一、选择题

1. 用于表示化学反应速率的物质的浓度是（   ）

A. 物质的量浓度　　　　　　B. 质量浓度

C. 质量分数　　　　　　　　D. 体积分数

2. 在反应 $N_2(g) + 3H_2(g) = 2NH_3(g)$ 中，下面表示的反应速率最快的是（   ）

A. $V_{(N_2)} = 2mol/(L \cdot min)$　　　B. $V_{(H_2)} = 3mol/(L \cdot min)$

C. $V_{(NH_3)} = 2mol/(L \cdot min)$　　　D. 无法确定

3. 关于化学反应速率的说法不正确的是（   ）

A. 化学反应速率可表示反应进行的快慢

B. 化学反应速率可用一定时间内，任何一种反应物浓度的减少或任何一种生成物浓度的增加来表示

C. 对于任何化学反应来说，反应速率都受到浓度、温度、压强和催化剂的影响

D. 化学反应速率可表示一个反应进行的程度

4. 在反应 $N_2 + 3H_2 \rightleftharpoons 2NH_3$ 中，经过5s后，NH_3的浓度增加了 0.6mol/L，则在此时间内该反应的反应速率是（   ）

A．0.12mol/（L·s）　　　　　　B．0.12mol/L

C．0.6mol/（L·s）　　　　　　D．0.6mol/L

5. 将 $Na_2S_2O_3$ 与 H_2SO_4 混合，发生的反应为：$Na_2S_2O_3+H_2SO_4=Na_2SO_4+S\downarrow+SO_2\uparrow+H_2O$，按以下4种方式将溶液混合，最先出现浑浊的是（　　）

A．0.1mol/L $Na_2S_2O_3$ 和 0.1mol/L H_2SO_4 等体积混合

B．0.5mol/L $Na_2S_2O_3$ 和 0.5mol/L H_2SO_4 等体积混合

C．1mol/L $Na_2S_2O_3$ 和 1mol/L H_2SO_4 等体积混合

D．0.5mol/L $Na_2S_2O_3$ 和 1mol/L H_2SO_4 等体积混合

6. 以下哪一条是可逆反应的特点（　　）

A．在密闭容器中反应不能进行到底

B．反应速率受到浓度、温度的影响

C．生成物可以转化为原来的反应物

D．在催化剂的作用下，可逆反应不能加快反应速度

7. 痛风的病因是在关节滑液中形成了尿酸钠晶体，而导致关节肿痛，尤其在寒冷季节更易诱发关节疼痛，其化学原理为：

（1）　　　　　HUr（尿酸）$+H_2O \rightleftharpoons Ur^-+H_3O^+$

（2）　　　　　$Ur^-+Na^+ \rightleftharpoons NaUr$（尿酸钠晶体）

下列叙述正确的是（　　）

A．正反应为放热反应，降低温度，利于尿酸钠晶体的形成

B．正反应为吸热反应，升高温度，利于尿酸钠晶体的形成

C．正反应为放热反应，升高温度，利于尿酸钠晶体的形成

D．正反应为吸热反应，降低温度，利于尿酸钠晶体的形成

8. 可逆反应 N_2O_4（无色）$\rightleftharpoons 2NO_2$（红棕色）在密闭容器中达到平衡，该反应的正反应为吸热反应过程，下列说法中正确的是（　　）

A．减少压强使体积变小，将使正反应速率加快

B．保持体积不变，加入少量的 NO_2，将使正反应速率减小

C．保持体积不变，加入少量的 N_2O_4，再达到平衡时，颜色变浅

D．保持体积不变，升高温度，再达到平衡时，颜色变深

9. 可逆反应 $mA(g) + nB(g) \rightleftharpoons pC$ $(g) + qD(g)$ 达到平衡后，温度和压强对平衡的影响如下图所示，下列判断正确的是（　　）

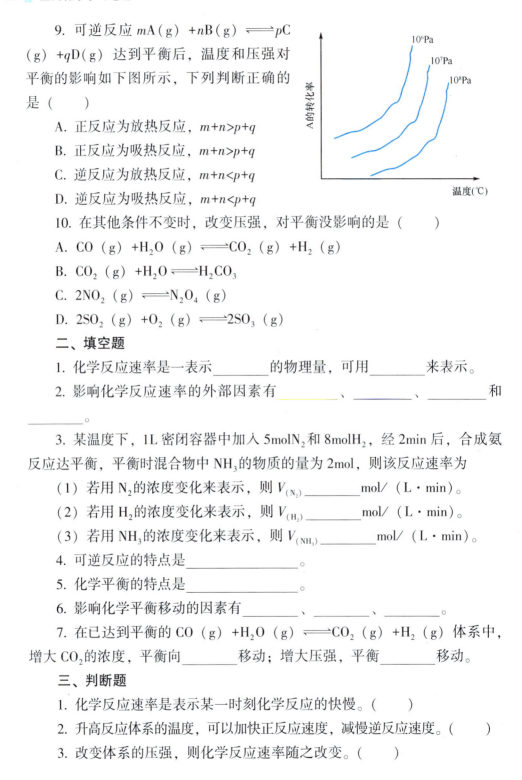

A. 正反应为放热反应，$m+n>p+q$

B. 正反应为吸热反应，$m+n>p+q$

C. 逆反应为放热反应，$m+n<p+q$

D. 逆反应为吸热反应，$m+n<p+q$

10. 在其他条件不变时，改变压强，对平衡没影响的是（　　）

A. $CO(g) + H_2O(g) \rightleftharpoons CO_2(g) + H_2(g)$

B. $CO_2(g) + H_2O \rightleftharpoons H_2CO_3$

C. $2NO_2(g) \rightleftharpoons N_2O_4(g)$

D. $2SO_2(g) + O_2(g) \rightleftharpoons 2SO_3(g)$

二、填空题

1. 化学反应速率是一表示_____的物理量，可用_____来表示。

2. 影响化学反应速率的外部因素有_____、_____、_____和_____。

3. 某温度下，1L 密闭容器中加入 $5molN_2$ 和 $8molH_2$，经 2min 后，合成氨反应达平衡，平衡时混合物中 NH_3 的物质的量为 2mol，则该反应速率为

（1）若用 N_2 的浓度变化来表示，则 $V_{(N_2)}$_____mol/（L·min）。

（2）若用 H_2 的浓度变化来表示，则 $V_{(H_2)}$_____mol/（L·min）。

（3）若用 NH_3 的浓度变化来表示，则 $V_{(NH_3)}$_____mol/（L·min）。

4. 可逆反应的特点是_____。

5. 化学平衡的特点是_____。

6. 影响化学平衡移动的因素有_____、_____、_____。

7. 在已达到平衡的 $CO(g) + H_2O(g) \rightleftharpoons CO_2(g) + H_2(g)$ 体系中，增大 CO_2 的浓度，平衡向_____移动；增大压强，平衡_____移动。

三、判断题

1. 化学反应速率是表示某一时刻化学反应的快慢。（　　）

2. 升高反应体系的温度，可以加快正反应速度，减慢逆反应速度。（　　）

3. 改变体系的压强，则化学反应速率随之改变。（　　）

4. 不可逆反应能反应完全，而可逆反应不能反应完全。（ ）

5. 催化剂可以改变化学反应速率，因此，它也可促使化学平衡发生移动。（ ）

6. 在可逆反应 $FeCl_3 + 6KSCN \rightleftharpoons K_3[Fe(SCN)_6] + 3KCl$ 达到平衡后，增加 $FeCl_3$ 的含量，平衡将向正反应方向移动。（ ）

四、简答题

人体血液中的血红蛋白（Hb）输送 O_2 的机制为：$Hb(aq) + O_2(g) \rightleftharpoons HbO_2(aq)$。而 CO 中毒是指 CO 与机体内的 Hb 结合，同时将 O_2 从 HbO_2 中分离，使人体缺氧而中毒，反应式为：$HbO_2(aq) + CO(g) \rightleftharpoons HbCO(aq) + O_2(g)$。试用化学平衡移动原理解释，人体发生 CO 中毒时主要采取吸入大量新鲜空气的救治方法。

（章耀武）

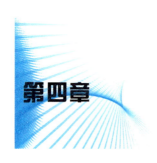

第四章

电解质溶液

学习内容提炼，涵盖重点考点

第一节　弱电解质的电离平衡

※（一）强电解质和弱电解质

电解质：在水溶液中或在熔融状态下能够导电的化合物，称为电解质。

电解质 { 强电解质：发生完全电离，电离为不可逆过程，不存在电离平衡
弱电解质：发生部分电离，电离为可逆过程，存在电离平衡

※（二）弱电解质的电离平衡

1. 电离平衡　在一定条件下，当弱电解质的分子电离成离子的速率和离子重新结合成电解质分子的速率相等时的状态称为电离平衡。电离平衡是一种有条件的、暂时的、相对的动态平衡。

电离平衡的移动遵循化学平衡移动原理。

2. 电离度

（1）电离度：是指在一定温度下，弱电解质在溶液中达到电离平衡时，已电离的弱电解质分子数与弱电解质分子总数之比，通常用 α 来表示，它表示弱电解质在一定条件下的电离百分率。表达式如下：

$$\alpha = \frac{已解离的电解质分子数}{电解质分子总数} \times 100\%$$

（2）影响电离度大小的因素

1）电解质本身性质的影响：极性越小的化合物，电离度越小。

2）溶液浓度大小的影响：浓度越大，电离度越小。

3）溶液温度高低的影响：电解质的电离是一吸热过程，温度越高，电离度越大。

※（三）同离子效应

在弱电解质溶液中加入与弱电解质含有相同离子的强电解质时，使弱电解质电离度减小的现象，称为同离子效应。

第二节　离　子　反　应

（一）离子反应和离子方程式

1. 离子反应

离子反应的概念：在反应中有离子参加或有离子生成的反应称为离子反应。

离子反应的本质：离子反应的实质是某些离子浓度发生改变。

离子反应的类型：离子反应可分为复分解、盐类水解、氧化还原、配合4个类型；也可根据参加反应的微粒，分为离子间、离子与分子间、离子与原子间的反应等。

2. 离子方程式

（1）离子反应方程式：用实际参加反应的离子符号来表示离子反应的式子。

（2）离子反应方程式的书写步骤

第一步：以客观事实为依据写出反应的化学方程式。

第二步：把易溶于水、易电离物质改写成离子形式，沉淀、单质、气体、水或其他弱电解质，都不能写成离子（最关键的一步）。

第三步：删除方程式两边未参加反应的离子。

第四步：遵循质量守恒定律，检查离子方程式两边各元素的原子个数和电荷总数是否相等。

第五步：整理、完成离子反应方程式。

※ (二) 离子反应发生的条件

离子反应发生的条件分以下三种情况。

(1) 生成难溶的物质，如生成 $BaSO_4$、$AgCl$、$CaCO_3$ 等。

(2) 生成难电离的物质，如生成 CH_3COOH、H_2O、$NH_3 \cdot H_2O$、$HClO$ 等。

(3) 生成挥发性物质，如生成 CO_2、SO_2、H_2S 等。

只要具备上述三个条件中的一个，离子互换反应即可发生。

第三节　水的电离和溶液的 pH

(一) 水的电离和离子积

1. 水的电离　水是一种极弱的电解质，只发生极少部分的电离。

$$H_2O + H_2O \rightleftharpoons H_3O^+ + OH^-$$

可简写成：

$$H_2O \rightleftharpoons H^+ + OH^-$$

2. 水的离子积常数

$$K_w = [H^+][OH^-] \quad 25℃时，K_w 为 1.0 \times 10^{-14}$$

※ (二) 溶液的酸碱性和 pH

$$溶液的酸碱性 \begin{cases} pH > 7 \text{ 溶液呈碱性 } [H^+] < 10^{-7} mol/L < [OH^-] \\ pH = 7 \text{ 溶液呈中性 } [H^+] = 10^{-7} mol/L = [OH^-] \\ pH < 7 \text{ 溶液呈酸性 } [H^+] > 10^{-7} mol/L = [OH^-] \end{cases}$$

1. 溶液的 pH　用 H^+ 浓度的负对数值来表示，即：$pH = -lg[H^+]$。

2. 溶液的 pOH　是指 OH^- 离子浓度的负对数，即：$pOH = -lg[OH^-]$。

3. 溶液的 pH 和 pOH 的关系　$pH + pOH = pK_w = 14$。

4. 溶液的 $[H^+]$ 越大，pH 值越小，酸性越强，碱性越弱。

(三) 酸碱指示剂

1. 酸碱指示剂　借助于颜色的变化来指示溶液的 pH 的物质称为酸碱指示剂。常用的酸碱指示剂一般是结构比较复杂的有机弱酸或弱碱，它们在溶液中能发生不同程度的电离。在溶液的 pH 发生改变时，由于指示剂本身结构变化，而引起颜色变化。

2. 几种常用酸碱指示剂的变色范围

指示剂	变色范围（pH）	颜色		
		酸色	过渡色	碱色
甲基橙	3.1~4.4	红	橙	黄
甲基红	4.4~6.2	红	橙	黄
石蕊	5.0~8.0	红	紫	蓝
酚酞	8.0~10.0	无色	粉红	红

第四节 盐 的 水 解

※ （一） 盐的水解

在水溶液里，盐的离子与水中的 H^+ 或 OH^- 结合生成弱电解质的反应称为盐类的水解。

（二） 各类型盐的水解

1. 盐的类型 根据反应的酸碱强弱，盐分为以下四类。

（1）强酸强碱盐，如 $NaCl$、KNO_3 等。

（2）强碱弱酸盐，如 $NaHCO_3$、CH_3COONa、Na_2CO_3 等。

（3）弱碱强酸盐，如 NH_4Cl 等。

（4）弱碱弱酸盐，如 CH_3COONH_4 等。

2. 盐水解后溶液酸碱性

（1）强碱弱酸盐，水解后显碱性。

（2）强酸弱碱盐，水解后显酸性。

（3）强酸强碱盐，不水解，其水溶液显中性。

（4）弱酸弱碱盐，强烈水解，但水解情况较复杂，至于溶液的酸碱性，主要看弱酸和弱碱对应的电离程度的大小来判断。

盐的水解是中和反应的逆反应。它的实质是组成盐的离子能与水电离出的 H^+ 或 OH^- 结合生成难电离的弱电解质，因而破坏了水的电离平衡，使溶液显示酸性或碱性。

3. 影响盐类水解的因素

（1）最主要因素是盐本身的性质。

（2）外界条件对平衡移动也有影响，主要有温度、浓度两个方面。升高温度，促进水解；盐溶液浓度越小，水解程度越大。

4. 盐类水解的意义　盐类的水解在日常生活和医药卫生方面有着重要的意义。在临床上，利用盐的水解，治疗碱中毒和酸中毒，根据盐的水解情况，确定药物的制剂和储存原则。

第五节　缓冲溶液

※（一）缓冲作用和缓冲溶液

1. 概念

（1）缓冲作用：能抵抗外来少量强酸、强碱或者适当稀释，而保持溶液本身 pH 基本不变的作用称为缓冲作用。

（2）缓冲溶液：具有缓冲作用的溶液称为缓冲溶液。

2. 缓冲溶液的组成　缓冲溶液一般分为以下三种类型。

（1）弱酸及其对应的强碱盐。

（2）弱碱及其对应的强酸盐。

（3）多元弱酸的酸式盐及其对应的次级盐。

※（二）缓冲作用原理

由于缓冲溶液中同时含有大量抗酸成分和抗碱成分，利用弱电解质的电离平衡移动，可抵抗外来的少量的强酸或强碱，使溶液中的 H^+ 离子或 OH^- 离子浓度没有明显的变化，这就是缓冲作用原理。

（三）缓冲溶液在医学上的意义

缓冲溶液对人体生理机制和病理生理变化，尤其对体液中的酸碱平衡，以及药剂生产、保存等方面都有着重要意义。

人体血液的 pH 之所以保持在 7.35~7.45，是因为在血液中存在着多种缓冲对，主要有 $NaHCO_3/H_2CO_3$、Na_2HPO_4/NaH_2PO_4、H-蛋白质/Na-蛋白质等。其中 $NaHCO_3/H_2CO_3$ 缓冲对最为重要。

模拟试题测试，提升应试能力

一、选择题

1. 下列物质属于强电解质的是（　　）

A. 氨水　　　　　B. 乙酸　　　　　C. 盐酸　　　　　D. 碳酸

2. 在下列物质的水溶液中，pH 大于 7 的是（　　）

A. 硝酸钾　　　　B. 乙酸钠　　　　C. 氯化铵　　　　D. 硫酸钾

3. 在氨水溶液中加入下列哪种物质能产生同离子效应（　　）

A. HCl　　　　　B. NaOH　　　　　C. H_2O　　　　　D. $NH_3 \cdot H_2O$

4. 在 $HAc \rightleftharpoons H^+ + Ac^-$ 平衡体系中使电离平衡向左移动的条件是（　　）

A. 加入 NaOH　　　B. 加入 HCl　　　C. 升高温度　　　D. 用水稀释

5. 盐类水解反应的逆反应是（　　）

A. 分解反应　　　B. 化合反应　　　C. 中和反应　　　D. 离子反应

6. 关于酸性溶液下列叙述正确的是（　　）

A. $[H^+] > [OH^-]$　　　　　　　B. $[OH^-] > [H^+]$

C. 只有 H^+ 存在　　　　　　　　D. pH ≤ 2

7. 下列哪种溶液具有缓冲作用（　　）

A. 2mo/L 的乙酸溶液

B. 2mol/L 的氯化钠溶液

C. 2mol/L 氨水溶液

D. 1mol/L 的乙酸钠和 1mol/L 的乙酸的混合溶液

8. 区分 NH_4Cl、$(NH_4)_2SO_4$、NaCl、Na_2SO_4 四种溶液，可选择的试剂是（　　）

A. 氯化钡　　　　B. 氨水　　　　　C. 氢氧化钡　　　　D. 氢氧化钠

9. 下列盐溶液 pH = 7 的是（　　）

A. K_2CO_3　　　B. NH_4Cl　　　C. NaCl　　　D. $Al_2(SO_4)_3$

10. 与电解质的电离度大小无关的是（　　）

A. 电解质的种类　　　　　　　　B. 溶液的温度

C. 电解质的溶解度　　　　　　　D. 溶液的浓度

11. 临床上治疗碱中毒，应选用（　　）

A. HAc　　　　　B. $NaHCO_3$　　　C. NaOH　　　　D. NH_4Cl

12. 使 0.1mol/L HAc 溶液的 pH 和电离度都增大，应加入的物质是（　　）

A. NaOH　　　　B. NH$_4$Cl　　　　C. H$_2$O　　　　D. NaAc

13. 人体血浆中最重要的抗碱成分是（　　）

A. CO$_3^{2-}$　　　B. HCO$_3^-$　　　C. H$_2$CO$_3$　　　D. H$_2$PO$_4^-$

14. 一定条件下，浓度为 0.5mol/L 的下列物质导电能力最强的是（　　）

A. 氨水　　　　B. 乙酸　　　　C. 盐酸　　　　D. 碳酸

15. 将 pH＝9 的碱溶液与 pH＝4 的酸溶液等体积混合，则混合后溶液的 pH 为（　　）

A. pH＝7　　　B. pH＞7　　　C. pH＜7　　　D. 无法确定

二、填空题

1. 写出下列物质的电离方程式

（1）CH$_3$COOH＿＿＿＿＿

（2）NH$_3$·H$_2$O＿＿＿＿＿

（3）NaHCO$_3$＿＿＿＿＿

2. 电解质电离度的大小决定于＿＿＿＿＿，同时受到＿＿＿＿＿和＿＿＿＿＿影响。

3. pH 是指＿＿＿＿＿，正常人体血浆的 pH 总是维持在＿＿＿＿＿，临床上酸中毒是指＿＿＿＿＿。

4. 硫化钠水溶液呈＿＿＿＿＿性，能使石蕊溶液呈＿＿＿＿＿色。

5. 人体血液中存在的主要缓冲对有＿＿＿＿＿、＿＿＿＿＿和＿＿＿＿＿。

三、简答题

1. 名词解释

（1）电解质　　（2）强电解质　　（3）弱电解质　　（4）电离平衡

（5）电离度　　（6）同离子效应　　（7）缓冲溶液

2. 举例说明，盐的水解在医学上有什么应用或危害。

3. 以 H$_2$CO$_3$-NaHCO$_3$缓冲系为例，说明缓冲作用原理。

四、计算题

1. 将下列各溶液的 [H$^+$] 换算成 pH。

（1）1.0×10^{-13}mol/L；（2）3.2×10^{-5}mol/L；（3）0.3×10^{-10}mol/L

2. 将下列各溶液 pH 换算成 [H$^+$]。

（1）5.0；（2）2.0；（3）13.0

3. 试求 0.01mol/L HAc 溶液的 pH（α＝4.2%）。

（秦振华）

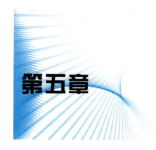

第五章

胶 体 溶 液

学习内容提炼，涵盖重点考点

第一节 分 散 系

※（一）分散系的概念和分类

分散系：一种物质或几种物质分散在另一种物质中所形成的体系。

分散相：被分散的物质。

分散介质：容纳分散相的物质。

分散系分类
$\begin{cases} \text{分子、离子分散系（也称真溶液）：分散相粒子直径小于 1nm} \\ \text{胶体分散系} \begin{cases} \text{溶胶} \\ \text{高分子溶液} \end{cases} \text{分散相粒子直径在 1~100nm} \\ \text{粗分散系} \begin{cases} \text{悬浊液} \\ \text{乳浊液} \end{cases} \text{分散相粒子直径大于 100nm} \end{cases}$

分类依据：分散相粒子直径的大小。

（二）胶体

分散相粒子直径在 1~100nm 范围内的胶体分散系简称胶体。其包括溶胶和高分子溶液。

溶胶的分散相粒子是由许多离子、分子组成的聚集体，比单个小分子或小离子大，属于非均相体系。

高分子溶液的分散相粒子是单个的高分子，也比单个小分子或小离子大，但属于均相体系。

（三） 粗分散系

分散相粒子直径大于 100 nm 的分散系称为粗分散系。粗分散系的分散相粒子是很多分子和离子的聚集体，属于非均相体系。粗分散系主要包括悬浊液和乳浊液两种。

悬浊液是指固体分散在液体中所形成的粗分散系。例如，注射用普鲁卡因青霉素就是一种悬浊液。

乳浊液是指液体小液滴分散在另一种互不相溶的液体中形成的粗分散系，在医学上又称乳剂。例如，医药上用的松节油搽剂、来苏儿消毒液、天然牛奶等。

乳剂不稳定。要使乳剂稳定，须加入乳化剂。

使乳剂稳定的物质称乳化剂。常见的乳化剂有：肥皂、洗涤剂、胆汁酸盐。

乳化剂能使乳剂稳定的作用称乳化作用。

各类分散系的比较

分散系		分子、离子分散系（溶液）	胶体分散系		粗分散系	
			溶胶	高分子溶液	悬浊液	乳浊液
本质特点	粒子直径	分散相粒子直径小于 1nm	分散相粒子直径在 1～100nm 范围内		分散相粒子直径大于 100nm	
	分散相粒子形式	小分子或离子	离子分子聚集体	单个高分子	固体小颗粒	小液滴
	特征	均匀、稳定、透明，粒子能透过半透膜和滤纸	不均匀、相对稳定、透明度不一，粒子不能透过半透膜，能透过滤纸	均匀、稳定、透明，粒子不能透过半透膜，能透过滤纸	不均匀、不稳定、混浊、易沉淀。粒子不能透过半透膜（悬浊液易沉淀，不能透过滤纸；乳浊液易分层，粒子可透过滤纸）	
	实例	NaCl 溶液	$Fe(OH)_3$ 溶胶	蛋白质溶液	泥浆水	乳白鱼肝油

第二节 溶 胶

※ （一）胶团的结构与溶胶的性质

1. 胶团的结构　胶团是胶体溶液中的分散相粒子基本单元，是由多个小分子或小离子形成的聚集体。它由胶核、吸附层、扩散层所组成，其核心是由胶核和吸附层所组成的胶粒，如 AgI 溶胶。

$$[(AgI)_m \cdot nI^- \cdot (n-x)K^+]^{x-} \cdot xK^+$$

胶核　　　　吸附层

胶粒　　　　　　　扩散层

胶团

2. 溶胶的性质

溶胶的性质 $\begin{cases} \text{光学性质——丁达尔现象} \\ \text{电学性质——电泳现象} \\ \text{动力学性质——布朗运动} \end{cases}$

（1）光学性质——丁达尔现象：当用一束光从侧面射向溶胶时，从正面可看到一条光的通路，称丁达尔现象（这是胶粒对光的散射作用，可用于区别其他的分散系；灯检法检查注射液就用此原理）。

（2）电学性质——电泳现象：溶胶置于电场中，胶体粒子会向电极方向做定向移动，称电泳现象（说明胶粒带电荷，且带同种电荷，带电荷的原因是胶核选择性吸附相同类型离子的结果）生化检验中用电泳法分离血浆蛋白质等。

（3）动力学性质——布朗运动：在超显微镜下可观察到胶体粒子在介质中不停地做无规则运动，称布朗运动（这是分子热运动的结果）。

※ （二）溶胶的聚沉

1. 溶胶的相对稳定因素　溶胶之所以具有相对稳定性，除了胶粒做布朗运动克服重力下沉而起到部分作用外，主要还有下列两个原因。

（1）胶粒带电：同一溶胶中胶粒带有相同符号的电荷，由于胶粒之间相互排斥而不易聚集。并且带电越多，斥力越大，胶粒越稳定。这是溶胶稳定的最主要因素。

（2）胶粒表面水化膜的保护作用：形成胶团的吸附层和扩散层的离子都是水化的，胶粒表面就好像包了一层水化膜，使胶粒彼此隔开不易聚集。水化膜越厚，溶胶就越稳定。

2. 溶胶的聚沉　分散相粒子聚集变大从介质中沉淀出来的过程称为聚沉。

聚沉方法 $\begin{cases} \text{加入电解质（加入的电解质中与胶粒带相反电荷的离子的电荷数} \\ \quad \text{越高，聚沉能力越强）} \\ \text{加入带相反电荷的溶胶。实例：氢氧化铁溶胶（带正电荷）中加} \\ \quad \text{入碘化银负溶胶，两者共沉} \\ \text{加热。实例：把硫化砷（As}_2\text{S}_3\text{）溶胶加热至沸，析出黄色的硫化} \\ \quad \text{砷沉淀} \end{cases}$

第三节　高分子化合物溶液

（一）高分子化合物溶液的概念

高分子（大分子）化合物溶解在适当的溶剂中形成的均相体系称高分子化合物溶液。

※（二）高分子化合物溶液的特征

（1）有较厚且紧密度较大的水化膜（是高分子溶液稳定性的主要原因）。

（2）是稳定的均相体系。

（3）高分子溶液具有盐析的性质，盐析就是在高分子溶液中，加入大量的电解质破坏水化膜，使高分子化合物从溶液中沉淀析出的过程。这是一个可逆的过程，沉淀还可再溶于水。盐析法可用于分离血清中的球蛋白和清蛋白。

※ (三) 高分子化合物溶液对溶胶的保护作用

在一定量的溶胶中，加入足量的高分子溶液，可显著提高溶胶的稳定性，当外界因素干扰时也不易发生聚沉，这种现象称为高分子溶液对溶胶的保护作用。

实例：血液中微溶性钙盐，磷酸钙、碳酸钙都是以溶胶的形式存在。原因是血液中的蛋白质对这些微溶性盐形成的溶胶起了保护作用。医用胃肠道造影剂用的硫酸钡合剂中加入了阿拉伯胶就是起高分子的保护作用。

模拟试题测试，提升应试能力

一、选择题

1. 下列分散系最稳定的是 （   ）

A. 溶胶   B. 溶液   C. 悬浊液   D. 乳浊液

2. 胶体区别于其他分散系的本质特征是 （   ）

A. 分散相粒子直径在 1~100nm 范围内

B. 胶体粒子带电荷

C. 胶体粒子能发生聚沉

D. 胶体粒子不能透过半透膜

3. 下列体系哪种属于分子、离子分散系 （   ）

A. 牛奶   B. 食盐水   C. 豆浆   D. 泥浆水

4. 下列体系哪一种不属于胶体分散系 （   ）

A. 蛋白质溶液   B. 明胶溶液   C. 食盐水   D. $Fe(OH)_3$胶体

5. 下列哪种属于高分子溶液 （   ）

A. 生理盐水   B. $Fe(OH)_3$胶体

C. 血清   D. 乳白鱼肝油

6. 使溶胶稳定的最主要因素 （   ）

A. 胶体粒子带电荷   B. 胶粒表面的水化膜

C. 布朗运动   D. 高分子化合物的保护作用

7. 使高分子溶液稳定的最主要因素 （   ）

A. 胶体粒子带电荷   B. 胶粒表面的水化膜

C. 布朗运动　　　　　　　　　　D. 丁达尔现象

8. 丁达尔现象是胶粒对光有何种作用（　　）

A. 散射作用　　B. 吸收作用　　C. 反射作用　　D. 折射作用

9. 区分溶胶和高分子溶液最简单的方法是（　　）

A. 电泳现象　　B. 沉淀作用　　C. 布朗运动　　D. 丁达尔现象

10. 在含有明胶的硝酸银溶液中加入适量的氯化钠溶液，生成的氯化银不产生沉淀而形成溶胶是（　　）

A. 高分子化合物的保护作用　　　B. 胶粒表面的水化膜

C. 布朗运动　　　　　　　　　　D. 胶体粒子带电荷

11. 下列溶胶电泳时，胶粒向阴极移动的是（　　）

A. 碘化银负溶胶　　　　　　　　B. 硅酸溶胶

C. 硫化砷溶胶　　　　　　　　　D. $Fe(OH)_3$ 胶体

12. 电解质溶液和高分子化合物的分离可用（　　）

A. 沉淀法　　　　　　　　　　　B. 电泳法

C. 透析（用半透膜）　　　　　　D. 过滤法

13. 医用胃肠道造影剂用的硫酸钡合剂中加入了阿拉伯胶是起了何作用（　　）

A. 胶粒表面的水化膜　　　　　　B. 高分子化合物的保护作用

C. 布朗运动　　　　　　　　　　D. 胶体粒子带电荷

14. 加入下列哪一种电解质，使 $Fe(OH)_3$ 溶胶的聚沉效果最好（　　）

A. NaCl　　　　B. $CaCl_2$　　　　C. Na_2SO_4　　　　D. KNO_3

15. 下列哪种物质不是乳化剂（　　）

A. 肥皂　　　　B. 洗涤剂　　　　C. 胆汁酸盐　　D. 水

二、填空题

1. 一种物质或几种物质分散在另一种物质中所形成的体系称＿＿＿＿＿其中被分散的物质称＿＿＿＿＿，而分散介质是＿＿＿＿＿。

2. 使溶胶聚沉的方法有＿＿＿＿＿、＿＿＿＿＿、＿＿＿＿＿。

3. 分离血清中的球蛋白与清蛋白可用＿＿＿＿＿法。

4. 溶胶相对稳定主要因为＿＿＿＿＿和＿＿＿＿＿。

5. 豆浆中加入石膏（$CaSO_4$）溶液能制成豆腐也属于溶液胶的＿＿＿＿＿。

三、判断题

1. 高分子化合物溶液不属于胶体溶液。（   ）

2. 丁达尔现象可区别溶胶和电解质溶液。（   ）

3. 胶粒能透过滤纸，也能透过半透膜。（   ）

4. 高分子溶液对溶胶的保护作用，大大增强了溶胶的稳定性。（   ）

5. 溶胶的胶粒对光会发生散射。（   ）

6. 皮肤、毛发、指甲及细胞溶液都属于胶体溶液。（   ）

四、简答题

1. 江河入海口的三角洲是怎样形成的。

2. 简述溶胶和高分子化合物稳定的主要因素。怎样破坏其稳定性而使其沉淀。

（马　姣）

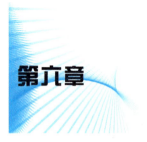

有机化合物概述

学习内容提炼，涵盖重点考点

第一节　有机化合物的特性

（一）有机化合物及有机化学的概念

有机化合物：指碳氢化合物及其衍生物。

有机化合物的元素组成：C、H、O、N；S、P、X等。

有机化学：研究有机化合物的组成、结构、性质、变化及应用的化学。

※（二）有机化合物的特性

有机化合物特性
- 组成上的特征：有机化合物均含有碳元素
- 结构上的特征
  - 碳原子通常以共价键与其他原子相连，且C原子永远保持4价结构，碳的4价完全等同
  - C原子自身成键能力强，可自相组合成键，形成碳碳单键、碳碳双键、碳碳三键
  - 同分异构现象普遍存在，导致有机物种类繁多

$$
\text{有机化合物特性}\left\{\text{性质上的特征}\left\{\begin{array}{l}\text{可燃性，容易燃烧}\\\text{熔点较低，沸点低，易挥发}\\\text{一般是非电解质，溶解或熔融的状态下不导电}\\\text{难溶于水，比水轻，易溶于有机溶剂}\\\text{稳定性差}\\\text{反应速度比较慢}\\\text{发生副反应，反应产物复杂}\end{array}\right.\right.
$$

※（三）同分异构现象

分子式相同，而结构不同的现象称为同分异构现象。分子式相同，而结构不同的化合物，互称为同分异构体。有机化合物普遍存在着同分异构现象，是造成有机物种类繁多的主要原因。

同分异构现象的种类：

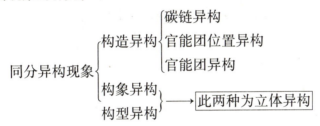

第二节　有机化合物的分类

（一）按碳链骨架分类

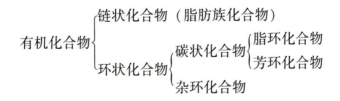

（二）按官能团分类

※官能团：能决定一类有机化合物的性质的主要原子或原子团。含有相

同官能团的化合物具有相似的性质。

常见的官能团有：

化合物类别	官能团结构	官能团名称	化合物类别	官能团结构	官能团名称
烯烃	$\diagdown C=C \diagdown$	碳碳双键	醛	$\overset{O}{\underset{\|}{-C-H}}$	醛基
炔烃	$-C\equiv C-$	碳碳三键	酮	$\overset{O}{\underset{\|}{-C-}}$	酮基
卤代烃	$-X(F、Cl、Br、I)$	卤素原子	羧酸	$\overset{O}{\underset{\|}{-C-OH}}$	羧基
醇、酚	$-OH$	羟基	胺	$-NH_2$	氨基
醚	$\diagdown C-O-C \diagup$	醚键	硝基化合物	$-NO_2$	硝基

第三节　有机化合物的命名

（一）与有机物命名相关的几个规定

1. 碳原子数的计数方法　碳原子数小于（等于）10 时的计数：甲、乙、丙、丁、戊、己、庚、辛、壬、癸；碳原子数大于 10 时的计数：十一、十二……

2. 碳原子的类型

碳原子
- 伯碳原子（1°碳原子）——与 1 个碳原子相连的碳原子
- 仲碳原子（2°碳原子）——与 2 个碳原子相连的碳原子
- 叔碳原子（3°碳原子）——与 3 个碳原子相连的碳原子
- 季碳原子（4°碳原子）——与 4 个碳原子相连的碳原子

3. 基与离子的区别

基：一个化合物从形式上去掉 1 个单价的原子或原子团的剩余部分；为中性原子或原子团，不能独立存在。

离子：带有电荷的原子或原子团；可以独立存在。

（二）有机化合物的普通命名法

普通命名法适用于结构比较简单的有机物的命名，其命名顺序为：

（正或异、新、仲、叔）-碳原子数-化合物类别

"正"表示碳链为直链；"异"表示碳链的一端含有 $CH_3—CH—CH_3$ 结

构；"新"表示碳链的一端含有 $CH_3—\overset{\overset{\displaystyle CH_3}{|}}{\underset{\underset{\displaystyle CH_3}{|}}{C}}—$ 结构；　"仲"表示仲丁基

$CH_3—\overset{}{\underset{|}{CH}}—CH_2—CH_3$ 与其他官能团相连；"叔"表示叔丁基 $CH_3—\overset{\overset{\displaystyle CH_3}{|}}{\underset{\underset{\displaystyle CH_3}{|}}{C}}—$ 与其

他官能团相连。

※（三）有机化合物的系统命名法

1. 命名步骤

（1）选择母体，确定主链（长、多）：选择包含官能团在内的连续最长的碳链作主链，当出现若干条等长的最长碳链时，则选择含取代基最多的一条作主链。

（2）编号（近、小）：从靠近官能团的一端开始，给主链碳原子编号，并使所有取代基所在的位次最小。

（3）写名称（简、并）：简单的取代基写前，复杂的取代基写后，相同的取代基合并。

2. 命名顺序

取代基位号-取代基名称-母体官能团位号-母体

模拟试题测试，提升应试能力

一、选择题

1. 有机化合物是指（　　）

A. 来自于动植物的化合物

B. 来自于化学合成品

C. 含碳的化合物

D. 含碳的化合物，但不包括碳的氧化物、碳酸及其盐

2. 下列化合物中不属于有机物的是（　　）

A. 牛奶　　　　　B. 食盐　　　　　C. 汽油　　　　　D. 纤维

3. 下列化学键容易断裂的是（　　）

A. C—H　　　　　B. H—Cl　　　　　C. H_2C＝CH_2　　　D. O—H

4. 有机物的分子组成特征是（　　）

A. 由 C、H、O、N 四种元素组成

B. 一定含有 C、H 两种元素

C. 一定含有 C 元素

D. 组成物质的元素除 C 外还有其他的元素

5. 下列哪一项不是有机物的特性（　　）

A. 可燃性　　　　B. 易溶于水　　　　C. 反应速率快　　　D. 不稳定

6. 书写有机反应方程式时，可以不配平，是因为（　　）

A. 只书写了反应生成的主要产物

B. 反应中各物质的物质的量之比不确定

C. 反应速度缓慢

D. 存在同分异构现象

7. 有机化合物发生化学反应时，其反应的主要基团是（　　）

A. 碳原子　　　　B. 取代基　　　　C. 官能团　　　　　D. 氢原子

8. 下列结构式正确的是（　　）

A. CH_2＝CH_3　　　　　　　　　　B. CH_3—CH_2—CH_2—Br

C. CH_3—CH—CH_3　　　　　　　　D. H_3C—CH—CH_2—CH_3，其中CH上连CH_3，下方连CH_3、CH_3

9. 下列物质中—OH 连于叔碳原子上的化合物是（　　）

A. H_3C—CH_2—CH—CH_3，CH下连OH　　　B. H_3C—CH_2—CH_2—CH_2—OH

C. $H_3C\overset{\underset{|}{CH_3}}{\underset{|}{C}}\overset{}{CH_3}$ D. $H_3C—H_2C—\overset{\overset{O}{\|}}{C}—OH$

10. 下列哪种说法是正确的 (　　)

A. 每个分子式只代表一种有机物

B. 分子式相同的物质，不一定是同一种物质

C. 有机物即碳氢化合物及其衍生物，燃烧后，其产物只有 CO_2 和 H_2O

D　有机物与无机物之间有着明显的界线

二、填空题

1. 有机化合物多数都含有_____、_____、_____和_____元素。

2. 有机化合物分子中原子间大多以_____相结合，这是引起有机物特性的主要原因。

3. 常用的有机物构造式的表示方法有_____、_____和_____三种。

4. 有机物的分类方法有_____和_____两种。

5. 官能团是指_____。

三、判断题

1. 含碳是有机化合物的组成特征，因此含碳化合物即为有机化合物。（　　）

2. 有机物之所以具有可燃性、熔点低等特性，是因为它含有碳元素。（　　）

3. σ 键比较稳定，由 σ 键组成的化合物不能与其他物质反应。（　　）

4. 大多数有机化合物都可溶于水。（　　）

5. 有机化合物种类繁多，是因为其存在同分异构现象。（　　）

6. 伯碳原子即是指连有 1 个氢原子的碳原子。（　　）

四、指出下列化合物中的官能团和化合物类别，并用系统命名法命名

1. $H_3C—CH_2—CH_2—CH_2—CH_2—CH_3$ 2. $H_2C\!\!=\!\!CH—\overset{\underset{|}{CH_3}}{CH}—CH_3$

3. $H_3C—\overset{\underset{|}{CH_3}}{CH}—CH_2—\overset{\overset{O}{\|}}{C}—H$ 4. $H_3C—\overset{\underset{|}{CH_3}}{CH}—\overset{\underset{|}{CH_3}}{CH}—CH_2—CH_3$

5. $H_3C-CH_2-\underset{\underset{OH}{|}}{CH}-\underset{\underset{CH_3}{|}}{CH}-CH_3$

6. 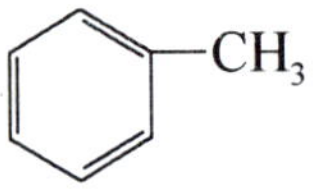 $-CH_3$

7. 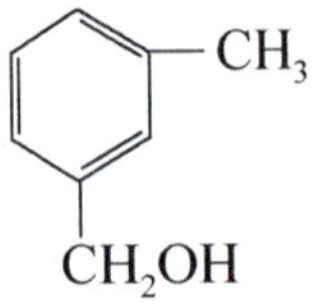 $-CH_3$, CH_2OH

8. 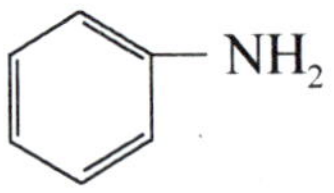 $-NH_2$

9. 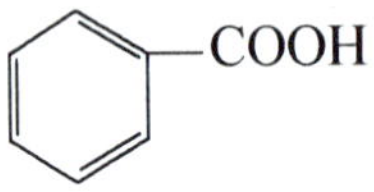 $-COOH$

五、写出下列化合物的结构式，并检查名称是否准确，如有错误请予以改正

1. 乙醚   2. 3-甲基丁烷   3. 2-甲基-3-丁酮

4. 间甲苯乙醛   5. 2，4，6-三硝基苯   6. 3-甲基-3-乙基-2-丁醇

六、简答题

1. 简述有机化合物的特征。

2. 简述 σ 键与 π 键的特点及区别。

（章耀武）

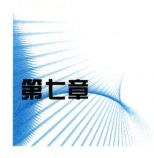

第七章

烃

学习内容提炼，涵盖重点考点

第一节　饱和烃（烷烃）

（一）烃及饱和烃（烷烃）的概念

烃：只含有碳和氢两种元素的化合物，也称为碳氢化合物。

根据烃的结构和性质的不同，烃分为以下几类。

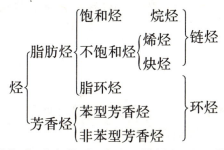

饱和烃（烷烃）：是指分子中的碳原子以单键相连，其余的价键都与氢结合而成的链烃。烷烃的通式：C_nH_{2n+2}。

※（二）烷烃的结构

烷烃中的所有碳原子均为 sp^3 杂化，形成的化学键均为 σ 键，烷烃中只有 C—C 单键与 C—H 单键。

(三) 烷烃的同分异构

构造异构：分子中原子或基团的连接顺序不同而产生的异构，也称为碳链异构。在各类有机化合物里，碳链异构现象非常普遍。在烷烃里，除甲烷、乙烷、丙烷没有同分异构体外，其他烷烃都存在同分异构现象。

※ (四) 烷烃的命名

1. 普通命名法　普通命名法只适用于结构比较简单的烷烃，其基本原则如下。

(1) 按分子中碳原子数目称为"某烷"，碳原子数在 10 个以下的用天干 (甲、乙、丙、丁、戊、己、庚、辛、壬、癸) 表示。10 个碳原子以上用中文数字表示。

(2) 用"正"、"异"、"新"来区别异构体。

对于结构比较复杂的烷烃，需要用系统命名法来命名。

2. 系统命名法

(1) 选择最长的连续碳链作为主链，按主链碳原子称为某烷。

(2) 从连有取代基最近的一端开始，将主链的各个碳原子依次编号，标明烷基的位次。

(3) 按取代基的位次、数目、名称，把简单烷基写在前面，复杂烷基写在后面。

(五) 烷烃的物理性质

烷烃的沸点和熔点随碳原子数目的增加而升高，在同分异构体中沸点随支链的增多而降低。烷烃都难溶于水，易溶于乙醇、乙醚等有机溶剂；它们的相对密度都小于 1。

※ (六) 烷烃的化学性质

烷烃分子中只有 C—C σ键和 C—H σ键，表现出高度稳定性，不与酸 (如硫酸、盐酸)、碱 (如氢氧化钠)、氧化剂 (如高锰酸钾、重铬酸钾)、还原剂 (如金属钠) 发生反应，在光或热的引发下可发生卤代反应。

1. 取代反应　有机物分子中的原子或原子团被其他的原子或原子团取代的反应，称为取代反应。烷烃在光照、高温或催化剂的作用下，可与卤素发生取代反应。

2. 氧化反应（加氧去氢的反应）　烷烃在空气中燃烧，生成二氧化碳和水，同时放出大量的热。

第二节　不饱和烃（烯烃、炔烃）

不饱和烃：分子中具有碳碳双键或三键的链烃，它们所含的氢原子数比相应的烷烃少。最常见的不饱和烃有：烯烃、炔烃和二烯烃。

烯烃：含一个 C=C 的开链烃，其组成通式为：C_nH_{2n}

炔烃：分子中含有一个 C≡C 的不饱和烃，组成通式为：C_nH_{2n-2}。

（一）烯烃

※1. 烯烃的结构　烯烃的结构特点是含有官能团——碳碳双键，碳碳双键碳原子采用 sp^2 杂化方式，碳碳双键是由 1 个 σ 键和 1 个 π 键组成的。π 键重叠程度小，不如 σ 键牢固，容易断裂，性质活泼。

2. 烯烃的同分异构

（1）碳链异构。

（2）位置异构：由于双键在碳链中位置不同而产生的同分异构。

（3）顺反异构：由于双键上所连接的原子或基团空间排列方式不同，而形成的同分异构。一般把相同原子或基团在 C=C 双键同侧的称为顺式，相同原子或基团在异侧的称为反式。

※3. 烯烃的命名　烯烃的命名方法与烷烃相似，其命名步骤如下。

（1）选择含有碳碳双键的最长碳链作为主链，按主链上所含碳原子数称为"某烯"。

（2）从靠近双键的一端开始将主链碳原子依次编号，双键的位次，以双键上编号较小的数字表示，写在烯烃名称之前。

（3）把支链作为取代基，将其位次、数目和名称写在烯烃名称之前。

具有顺反异构现象的烯烃需标明构型。

(二) 炔烃

炔烃的结构特点是含有官能团——碳碳三键，碳碳三键碳原子采用 sp 杂化方式，碳碳三键由 1 个 σ 键和 2 个 π 键组成，属于线型结构。

炔烃的同分异构：炔烃没有顺反异构，只有碳链异构和位置异构。

炔烃的命名：命名原则与烯烃类似，按三键来选择主链、编号、书写名称。

※ (三) 不饱和烃的性质

1. 物理性质　烯烃、炔烃的物理性质（如熔点、沸点、相对密度等）都与相应的烷烃相似，也是随着相对分子质量的增加而递增，都难溶于水而易溶于有机溶剂。

2. 化学性质　烯烃与炔烃的结构特点是都存在着 π 键，因此，它们有着相似的化学性质。均易发生加成反应、氧化反应。

(1) 加成反应：有机化合物分子中的双键或三键上 π 键断裂加入其他原子或基团的反应，称为加成反应。

$$-C=C- + YZ \longrightarrow -\underset{Y}{\overset{|}{C}}-\underset{Z}{\overset{|}{C}}-$$

$$-C\equiv C- + AB \longrightarrow -\underset{A}{\overset{|}{C}}=\underset{B}{\overset{|}{C}}- \quad (双键可进一步加成)$$

烯烃、炔烃可与 H_2、HX、X_2、H_2O 发生加成反应。

乙烯的加成反应

$$H_2C=CH_2 + \begin{cases} H_2 \xrightarrow{Ni} H_3C-CH_3 \\ Br_2 \longrightarrow H_2C-CH_2 \\ \qquad\qquad\qquad \underset{Br}{|}\ \underset{Br}{|} \\ HBr \longrightarrow H_3C-CH_2 \\ \qquad\qquad\qquad\quad \underset{Br}{|} \\ H_2O \xrightarrow{H_2SO_4} H_3C-CH_2 \\ \qquad\qquad\qquad\qquad\ \underset{OH}{|} \end{cases}$$

乙炔的加成反应

$$HC\equiv CH + \begin{cases} 2H_2 \xrightarrow{Ni} H_2C-CH_3 \\[2mm] 2Br_2 \longrightarrow H-\overset{\displaystyle Br}{\underset{\displaystyle Br}{C}}-\overset{\displaystyle Br}{\underset{\displaystyle Br}{C}}-H \\[2mm] 2HBr \longrightarrow H_3C-\overset{}{\underset{\displaystyle Br}{CH}}-Br \\[2mm] H_2O \xrightarrow[HgSO_4]{H_2SO_4} H_3C-\overset{}{\underset{\displaystyle O}{C}}-H \end{cases}$$

当不对称烯烃（或炔烃）和不对称试剂（如 HX、H_2O）发生加成反应时，应当遵循马氏规则，即：不对称试剂的带负电部分，主要加到双键（或三键）中含氢较少的碳原子上。

上述加成反应中与溴水的加成反应，可用于饱和烃与不饱和烃的区分。

（2）氧化反应：烯烃（或炔烃）能被高锰酸钾氧化，紫红色消失，可鉴别烯烃（或炔烃）。

（3）生成金属炔化物：三键碳上的氢原子有弱酸性，可以被金属取代生成金属炔化物。即1-位炔烃能与硝酸银的氨水溶液或氯化亚铜的氨水溶液反应而生成炔化银或炔化亚铜沉淀。

$$RC\equiv CH + [Ag(NH_3)_2]^+ NO_3^- \longrightarrow RC\equiv CAg\downarrow$$

第三节 环烃（脂环烃、芳香烃）

环烃：具有环状结构的碳氢化合物，环烃包括脂环烃和芳香烃。

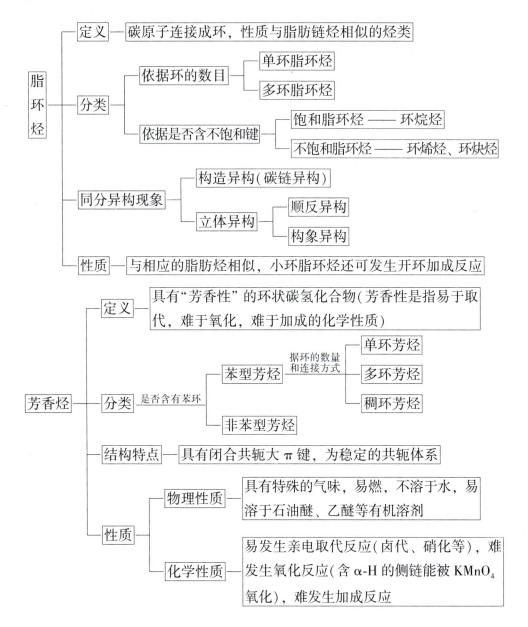

（一）脂环烃

简单脂环烃的命名：与链烃相似，只需在相应链烃名称前加"环"字即可。

脂环烃的顺反异构：两个取代基位于环平面同侧的异构体构型为顺式；位于环平面异侧的异构体构型为反式。

环烷烃与溴水发生加成反应时，溴的红棕色消失，依此可鉴定小环环烷烃。小环系不稳定，易开环发生加成反应，化学性质活泼；而五元环、六元环化学性质稳定，不活泼。具有支链的环烷烃发生开环加成反应时，同样遵循马氏规则。

（二）芳香烃

1. 苯的结构　苯环中的 6 个碳原子均为 sp^2 杂化，每个碳原子上剩下的一个未参与杂化的 p 轨道垂直于苯环平面并相互平行，相邻碳原子上的 p 轨道相互重叠，形成一个环状闭合大 π 键。大 π 键的形成使苯分子的内能降低，也使苯环具有特殊的化学稳定性。

2. 苯的同系物和命名　苯的同系物：指苯环中的氢原子被烃基取代而形成的化合物。按取代基的多少可分为一元、二元和多元取代物。

（1）一元取代物的命名一般以苯环为母体，烷基作为取代基，称为"某烷基苯"。

（2）二元取代物根据两个取代基的位置不同，可产生三种异构体。

（3）三元取代物根据两个取代基的位置不同，可产生三种异构体。

3. 苯的化学性质　苯环上的大 π 键结构使得苯环化学性质稳定，具有特殊的"芳香性"，主要表现在易发生取代反应，难发生加成反应和氧化反应。

苯的同系物在强氧化剂如酸性 $KMnO_4$ 溶液或酸性 $K_2Cr_2O_7$ 溶液作用下，苯环上含 α-H 的侧链能被氧化。

模拟试题测试，提升应试能力

一、选择题

1. 甲烷的空间结构呈（　　）

A. 正四面体　　B. 三角锥体　　C. 正三角形　　D. 直线型

2. 分子式为 C_5H_{12} 的烷烃异构体的数目是（　　）

A. 2 个　　　　B. 3 个　　　　C. 4 个　　　　D. 5 个

3. 以下各烃中，与 C_2H_6 互为同系物的是（　　）

A. C_5H_{10}　　　B. C_4H_{10}　　　C. C_2H_2　　　D. C_4H_8

4. 下列化合物中，沸点最低的是（　　）

A. 正己烷　　　　B. 异己烷　　　　C. 新己烷　　　　D. 正庚烷

5. 下列式子中，表示异丙基的是（　　　）

A. CH_3CH_2-　　　B. CH_3CH-　　　C. CH_3CHCH_2-
　　　　　　　　　　　　　　　　$|$　　　　　　　　　$|$
　　　　　　　　　　　　　　　CH_3　　　　　　　CH_3

D. $CH_3CH_2CH_2-$

6. 丙烯分子中，碳原子的杂化方式是（　　　）

A. sp^3　　　　　　B. sp^2　　　　　　C. sp　　　　　　D. sp^2 和 sp^3

7. 室温下能与硝酸银的氨溶液作用生成白色沉淀的是（　　　）

A. $CH_3CH_2CH_3$　　　　　　　B. $CH_3CH=CH_2$

C. $CH_3C\equiv CH$　　　　　　　D. $CH_3C\equiv CCH_3$

8. 下列化合物中，具有顺反异构体的是（　　　）

A. $CH_3CH=CH_2$　　　　　　　B. $CH_3CH=C(CH_3)_2$

C. $(C_2H_5)_2C=C(CH_3)_2$　　D. $CH_3CH=CHCH_3$

9. 化合物 $CH_3CH=CHCH_3$ 的位置异构体是（　　　）

A. $CH_3CH=CHCH_3$　　　　　B. $CH_2=CHCH_2CH_3$

C. $CH_3CH=CH_2$　　　　　　　D. $(CH_3)_2C=C(CH_3)_2$

10. 下列分子中只有 σ 键的化合物是（　　　）

A. 乙烷　　　　　　　　　B. 乙烯

C. 乙炔　　　　　　　　　D. $CH_2=CH-CH=CH_2$

11. 乙炔分子的三键中含有（　　　）

A. 2个 σ 键、1个 π 键　　　B. 1个 σ 键、2个 π 键

C. 3个 σ 键　　　　　　　　D. 3个 π 键

12. 1-丁烯与 HBr 反应得到的主产物是（　　　）

A. 丁烷　　　　　　　　　B. 1-溴丁烷

C. 2-溴丁烷　　　　　　　D. 1，2-二溴丁烷

13. 乙炔分子的空间构型是（　　　）

A. 平面三角形　　　　　　B. 直线形

C. 正四面体形　　　　　　D. 三角锥形

14. 鉴定末端炔烃的常用试剂有（　　　）

A. Br_2 的 CCl_4 溶液　　　　B. $KMnO_4$ 溶液

C. $[Ag(NH_3)_2]^+$　　　　　D. $NaNO_3$溶液

15. sp^2杂化轨道之间的键角是（　　　）

A. 180°　　　　　　　　B. 120°

C. 109.5°　　　　　　　D. 109°

16. 对于环烷烃，以下叙述中，错误的是（　　　）

A. 环烷烃与烯烃互为异构体

B. 环烷烃的通式为 C_nH_{2n}

C. 环状化合物之间可以形成碳链异构体

D. 环烷烃没有顺反异构体

17. 在环己烷的构象中，优势构象为（　　　）

A. 椅式构象　　　　　　　B. 船式构象

C. 扭船式构象　　　　　　D. 半椅式构象

18. 对于芳香烃的"芳香性"，以下叙述中，正确的是（　　　）

A. 易发生加成反应　　　　B. 易发生氧化反应

C. 易发生取代反应　　　　D. 难发生取代反应

19. 苯的二元取代物可以产生（　　　）异构体。

A. 2 种　　　　　　　　B. 5 种

C. 4 种　　　　　　　　D. 3 种

20. 下列化合物中，能被酸性高锰酸钾溶液氧化为苯甲酸的化合物是
（　　　）

A. 叔丁　　　　　　　　B. 2-甲基-2-苯基丙烷

C. 异丙苯　　　　　　　D. 2，3-二甲基-2-苯基戊烷

二、填空题

1. 分子中仅含有碳和氢两种元素的化合物称为_____，它可分为_____和_____两类。

2. 链烃分为_____和_____两类；环烃分为_____和_____两类。

3. 乙烷、乙烯和乙炔分子中，碳原子的杂化方式分别是_____杂化、_____杂化、_____杂化。

4. 不对称试剂与不对称烯烃发生加成反应时，试剂中带正电部分主要加在_____碳原子上，这个经验规律称为_____。

5. 确定某个原子或基团大小排列次序的方法称为＿＿＿＿＿。

三、判断题

1. 碳碳双键中的两个共价键都是 π 键。（　　）

2. 通常把在有机化合物分子中加氧或脱氢的反应，称为氧化反应。相反，加氢或脱氧的反应，称为还原反应。（　　）

3. 正烷烃的沸点随着碳原子数的增加而降低。（　　）

4. 常温下烷烃化学性质比较稳定，不与强酸、强碱、强氧化剂、强还原剂反应。（　　）

5. 有些烯烃的顺反异构体可用顺/反或 Z/E 两种命名法命名。（　　）

6. 烯烃加溴的反应属于加成反应。（　　）

7. 芳香烃的芳香性是指其化学性质，而不是指它们的气味。（　　）

8. 环丙烷可使 Br_2/CCl_4 的红棕色褪去，也能使 $KMnO_4$ 的紫红色褪去。（　　）

9. 环烷烃分子中的环碳原子均为 sp^2 杂化，各原子之间均以 σ 键相连。（　　）

10. 苯分子中所有碳原子都是 sp^2 杂化。（　　）

四、命名化合物或写出结构式

1. $CH_3CH（CH_3）CH_2CH_3$

2. $CH_3C \equiv CCHCH_3$
   $\quad\quad\quad\quad\quad | $
   $\quad\quad\quad\quad\quad CH_3$

3. $CH_3C（CH_3）= CHCH_3$

4. 邻二甲苯结构式（苯环带两个邻位 CH_3）

5. 1,2-二甲基环己烷结构式（环己烷带两个邻位 CH_3）

6. 2，2，3-三甲基戊烷

7. 2-丁炔

8. 反-3，4-二甲基-3-己烯

9. 反-1-甲基-4-乙基环己烷

10. 1，3，5-三甲苯

五、用化学方法鉴别下列各组化合物

1. 1-丁炔和 2-丁炔

2. 丙烷、丙烯和丙炔

3. 环己烷、环己烯、1-己炔

4. 1-苯基环己烯、甲苯和硝基苯

六、简答题

1. 简述 sp^3、sp^2 和 sp 杂化轨道的特点，并说明 $CH_3—CH = CH—CH_2—C \equiv CH$ 所有碳原子的杂化类型。

2. 试用杂化轨道理论说明乙炔分子的形成过程及其构型。

（陈先玉）

第八章

醇 酚 醚

学习内容提炼，涵盖重点考点

第一节 醇

（一）醇的分类

（1）根据烃基不同分类：醇可分为脂肪醇、脂环醇和芳香醇三类，其中脂肪醇和脂环醇又分为饱和醇与不饱和醇。

（2）根据羟基数目不同分类：醇可分为一元醇（含 1 个羟基）、二元醇（含 2 个羟基）、多元醇（含多个羟基）。

（3）根据羟基所连碳原子不同分类

$$
醇 \begin{cases}
伯醇 \quad R—CH_2—OH \\[2ex]
仲醇 \quad \underset{R'}{\overset{R}{|}}CH—OH \quad （2个烃基可以相同，也可以不同） \\[2ex]
叔醇 \quad \underset{R_3}{\overset{R_1}{|}}R_2—C—OH \quad （3个烃基可以相同，也可以不同）
\end{cases}
$$

※（二）醇的命名

1. 普通命名法原则　结构简单的醇采用普通命名法，即将醇看作是由烃基和羟基两部分组成，羟基部分以"醇"字表示，烃基部分去掉"基"字，与"醇"

字合在一起。

2. 系统命名法原则

（1）选主链：选择含羟基的最长碳链，按其所含碳原子数称为某醇。

（2）编号：并从靠近羟基的一端依次编号。

（3）写名称：写全名时，将羟基所在碳原子的编号写在某醇前面。含有羟基的多官能团化合物命名时，羟基可看作取代基而不以醇命名。

（三）醇的性质

1. 物理性质

	颜色气味状态	水溶性	熔、沸点
含 1~3 个碳的醇	具有酒味的无色易挥发液体	以任意比例相混溶	沸点随着相对分子质量的增加而升高；支链醇的沸点比同数碳原子的直链醇低；醇的熔、沸点比相应的烃要高
含 4~11 个碳的醇	具有不愉快气味的无色油状液体	部分溶解	
含 12 个碳以上的直链醇	无味的蜡状固体	不溶	

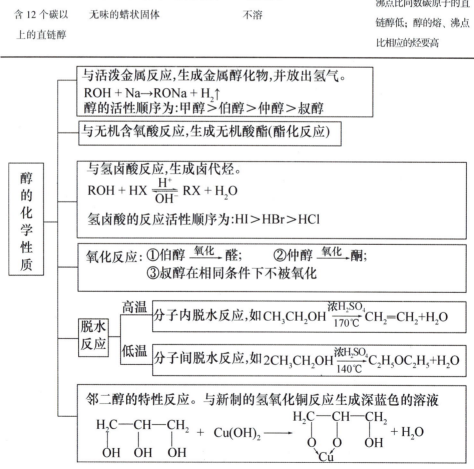

※2. 化学性质　醇中 C—O 键和 O—H 键都是极性键，易受外来试剂进攻而断裂。

（四）医学上常见的醇

1. 甲醇　甲醇俗称木醇或木精，有毒，一般内服少量（10ml）使人失明，多量（30ml）可使人死亡。

2. 乙醇　乙醇俗称酒精，饮用酒的主要成分。在临床上，25%~50% 的乙醇溶液常用于给高热患者擦浴降温，75% 的乙醇溶液常用作外用消毒剂，95% 的乙醇溶液常用于配制酊剂。

3. 丙三醇　丙三醇俗称甘油，在临床上常用甘油栓或 50% 的甘油溶液灌肠治疗便秘。

4. 苯甲醇　苯甲醇又名苄醇，最简单的芳香醇，具有微弱的麻醉作用和防腐性能！

第二节　酚

酚的官能团：酚羟基；酚的通式：Ar—OH。

（一）酚的分类和命名

1. 分类

酚（根据羟基数目）{ 一元酚 二元酚 多元酚

2. 命名

一般采用在芳环名称之后加酚字，如果芳环上还有其他取代基，一般在前面冠以取代基的位次、数目和名称。

※（二）酚的性质

1. 物理性质　常温下大多数酚为结晶固体，具有强烈的气味，具有腐蚀性和杀菌作用，常用作消毒剂和防腐剂。

2. 化学性质

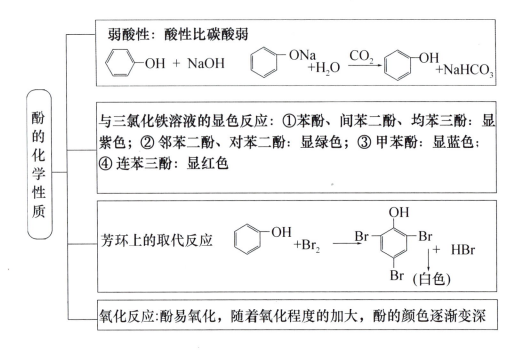

酚的化学性质

- **弱酸性：酸性比碳酸弱**
- **与三氯化铁溶液的显色反应**：①苯酚、间苯二酚、均苯三酚：显紫色；②邻苯二酚、对苯二酚：显绿色；③甲苯酚：显蓝色；④连苯三酚：显红色
- **芳环上的取代反应**
- **氧化反应**：酚易氧化，随着氧化程度的加大，酚的颜色逐渐变深

（三）医学上常见的酚

1. 苯酚　苯酚俗称石炭酸，3%~5%的苯酚水溶液常用于外科手术器械消毒。

2. 维生素 E　维生素 E 又名生育酚，是一种天然存在的酚，可作为自由基清除剂或抗氧化剂，具有延缓衰老的作用。

第三节　醚

醚的官能团：C—O—C，又称为醚键。

（一）醚的分类与命名

1. 分类　醚分为单醚和混醚，与氧原子相连的两个烃基相同的称为单醚，两个烃基不同的称为混醚。

2. 命名

（1）单醚：烃基名称后加上"醚"字，"二"字省略。

（2）混醚：分别写出两烃基名称，最后加"醚"字；其中烃基的顺序为小烃基在前，大烃基在后，芳香烃基在前，脂肪烃基在后。

（二）醚的性质

1. 物理性质　大多数醚常温下为液体，具有挥发性，密度小于水，沸点与相对分子质量相近的烷烃近似。

2. 化学性质　化学性质稳定，不易和其他物质反应。但醚键上的氧原子拥有孤对电子，能接受质子，接受能力弱，只能在低温下与浓强酸发生反应，形成不稳定的盐，称为锌盐。

模拟试题测试，提升应试能力

一、选择题

1. 下列化合物中，属于芳香醇的是（　　）

A. 乙醇　　　B. 环己醇　　　C. 2-丙烯-1-醇　　　D. 苯甲醇

2. 下列有机化合物属于叔醇的是（　　）

A. 丁醇　　　B. 乙醇　　　C. 2-甲基-2-丙醇　　D. 丙三醇

3. 下列物质能与三氯化铁溶液反应显紫色的是（　　）

A. 苯酚　　　B. 乙醚　　　C. 甲苯　　　D. 乙醇

4. 禁止用工业酒精配制饮用酒，是因为工业酒精中含有（　　）

A. 乙醇　　　B. 苯酚　　　C. 甲醇　　　D. 乙醚

5. 下列物质中，能与溴水反应生成白色沉淀的是（　　）

A. 苯酚　　　B. 乙炔　　　C. 乙烯　　　D. 苯甲醇

6. 消毒灭菌剂"来苏儿"的主要组成为（　　）

A. 三甲酚　　B. 三种甲酚　C. 邻-苯三酚　　D. 石炭酸

7. 下列关于醇的叙述正确的是（　　）

A. 醇是指含有羟基的化合物　　　B. 醇能发生分子间脱水生成烯

C. 叔醇不能发生脱氢反应　　　　D. 伯醇氧化生成酮

8. 相同物质的量浓度的下列物质的稀溶液中 pH 最大的是（　　）

A. 乙醇　　　B. 苯酚钠　　　C. 氢氧化铜　　　D. 苯酚

9. 下列各组物质，既不是同系物，又不是同分异构体的是（　　）

A. 乙醚和甲乙醚　　　　B. 乙二醇和丙三醇

C. 苯酚和对甲酚　　　　D. 丁醇和异丁醇

10. 下列说法错误的是 (   )

A. 甲醇是重要的化工原料，可做溶剂

B. 体积分数为 0.75 的乙醇，常用于给高烧患者擦浴

C. 甘油的水溶液可做皮肤保护剂

D. 苄醇有微弱的麻醉和防腐作用

11. 下列化合物中，不能与 $FeCl_3$ 溶液显色的是 (   )

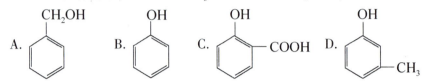

12. 在下列溶液中分别通入少量 CO_2 气体，出现浑浊的是 (   )

A. C_6H_5OH B. C_6H_5COOH C. C_6H_5COONa D. C_6H_5ONa

13. 叔醇不能发生脱氢氧化，其原因是 (   )

A. 羟基 O—H 键的极性大

B. 羟基碳原子上没有 H 原子

C. 羟基的氧与氢电负性相差大

D. 叔烃基的空间位阻作用较大

14. 可用高锰酸钾和溴水鉴定的是 (   )

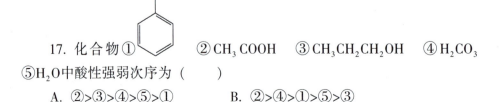

15. 与碱金属反应最慢的是 (   )

A. 1-丁醇   B. 2-丁醇   C. 2-甲基-1-丙醇   D. 2-甲基-2-丙醇

16. 纯净的苯酚是无色晶体，在空气中放置可变成粉红色，这是因为它 (   )

A. 被氧化   B. 被还原   C. 被水解   D. 被醇解

17. 化合物① ![OH苯环] ②CH_3COOH ③$CH_3CH_2CH_2OH$ ④H_2CO_3 ⑤H_2O中酸性强弱次序为 (   )

A. ②>③>④>⑤>①   B. ②>④>①>⑤>③

C. ④>②>⑤>③>①　　　　D. ⑤>④>③>②>①

18. 用高锰酸钾氧化得到脂肪族羧酸的是（　　）

A. C_6H_5OH　B. $C_6H_5CH_2CH_2OH$　C. $CH_3CH_2CH_2OH$　D. CH_3OCH_3

19. 下列有机化合物命名正确的是（　　）

A. 2-甲基-3-丙醇　　　　B. 2,4,4-三基戊烷

C. 1-甲基-2-丁烯　　　　D. 4-甲基-2-戊烯

20. 苯和酚都属于（　　）

A. 脂肪族化合物　　B. 环烃　C. 芳香族化合物　D. 芳香烃

二、判断题

1. 乙醇在浓硫酸的作用下加热到170℃，可发生分子间脱水反应，生成乙烯。（　　）

2. 在澄清的苯酚钠溶液中滴加稀盐酸后溶液变浑浊。（　　）

三、名词解释

1. 醇　2. 酚

四、填空题

1. 醇和酚的官能团是_____。

2. 醇按羟基所连碳原子类型不同分为_____、_____、_____三类，通式分别为_____、_____、_____。

3. 在临床上，常用于给高热患者擦浴降温的乙醇浓度_____，外用消毒的乙醇浓度_____。

4. 在苯酚、盐酸、碳酸、乙醇这些物质中，酸性最弱的是_____，最强的是_____。

5. 禁用工业酒精配制饮料酒，是因为工业酒精中含有_____。

6. 在一定条件下醇可以被氧化，其中_____醇氧化生成醛，_____醇氧化生成酮，_____醇不易被氧化。

五、写出下列物质的结构式

1. 4-甲基-1,3-环己二醇　　2. 丙三醇　　3. 3-甲基-2-丁醇

4. 对甲苯酚　　5. 2,4,6-三硝基苯酚　　6. 苯乙醚　7. 甲基异丙基醚

六、用化学方法鉴别己烷、丁醇、苯酚和乙醚

（张海峰）

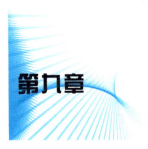

第九章

醛 和 酮

学习内容提炼，涵盖重点考点

第一节　醛和酮的结构、分类与命名

（一）醛、酮的结构

※醛、酮结构的异同：

（1）相同点——均含有羰基。

（2）不同点——羰基碳原子所连接的基团不完全相同。醛中羰基连有 1 个烃基，1 个 H 原子；酮中羰基碳原子连接的 2 个基团均为烃基。

$$
\text{醛:}(Ar)R\overset{\overset{\displaystyle O}{\|}}{\text{—C}}\text{—H} \quad \text{官能团:醛基}\overset{\overset{\displaystyle O}{\|}}{\text{—C}}\text{—H}
$$

$$
\text{酮:}(Ar)R\overset{\overset{\displaystyle O}{\|}}{\text{—C}}\text{—}R'(Ar') \quad \text{官能团:}\underset{\text{酮基}}{\diagup}C=O
$$

（二）醛、酮的分类

1. 根据烃基不同分类

$$
\text{醛、酮}\begin{cases}\text{脂肪醛（酮）}\begin{cases}\text{饱和醛（酮）：醛基（酮基）与饱和烃基相连}\\\text{不饱和醛（酮）：醛基（酮基）与不饱和烃基相连}\end{cases}\\\text{芳香醛（酮）：醛基（酮基）与苯环直接相连}\end{cases}
$$

2. 根据官能团数目分类　醛、酮$\begin{cases}\text{一元醛（酮）}\\\text{多元醛（酮）}\end{cases}$

（三）醛、酮的命名

※1. 系统命名法　遵循一般有机物的命名原则，其步骤为：①选择主

链；②编号；③写名称。

2. 普通命名法

第二节 ※醛和酮的化学性质

（一）醛、酮的相同性质

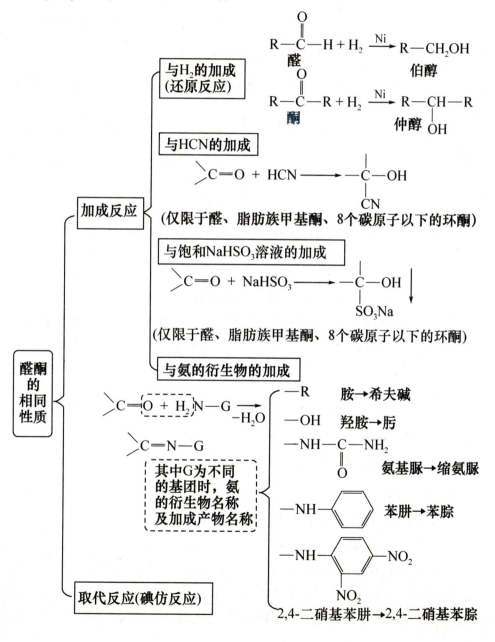

$$(H)R-\underset{\underset{O}{\|}}{C}-CH_3 + I_2 + NaOH \longrightarrow (H)R-\underset{\underset{O}{\|}}{C}-OH + CHI_3\downarrow + 3NaI + 3H_2O$$

（二）醛的特性

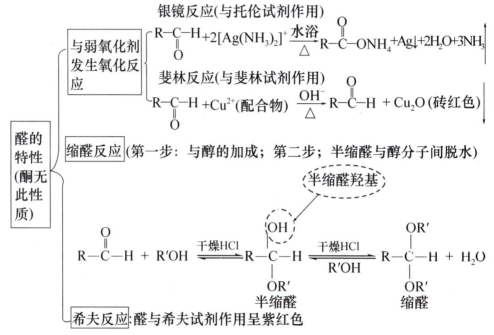

托伦试剂：向 $AgNO_3$ 溶液中滴加氨水，滴至产生的白色沉淀刚好溶解为止，所得的无色溶液即为托伦试剂。

斐林试剂：由斐林试剂甲（$CuSO_4$ 溶液）和斐林试剂乙（酒石酸钾钠的氢氧化钠溶液）等体积混合而成的深蓝色溶液。

希夫试剂：在品红溶液中通入 SO_2，使其成为无色溶液，即为希夫试剂。

模拟试题测试，提升应试能力

一、选择题

1. 醛和酮在结构上的相同点是均含有 （　　　）

A. 醛基　　B. 酮基　　C. 羟基　　D. 羰基

2. 下列分子结构中不含有 π 键的化合物是 （　　　）

A. 丙烯　　B. 丙醇　　C. 丙醛　　D. 丙酮

3. 下列化合物中互为同分异构体的是 （　　　）

A. 丁醇和丁醛　　B. 丙醇和丙醚　　C. 丙醛和丙酮　　D. 戊烷和环戊烷

4. 下列分子中含有羰基的是 （　　　）

A. 丙醛　　　B. 丙醇　　　C. 丙醚　　　D. 苯酚

5. 下列分子结构中含有活泼的 α-H 原子的是 （　　　）

A. 苯甲醛　　　B. 甲醛　　　C. 乙醛　　　D. 乙烷

6. 下列分子结构中含有苄基的是 （　　　）

A. 苯甲醛　　　B. 苯乙酮　　　C. 苯乙醛　　　D. 对甲基苯甲醛

7. 下列化合物不能与斐林试剂反应的是 （　　　）

A. 苯甲醛　　B. 苯乙醛　　C. 甲醛　　D. 乙醛

8. 能与 HCN 发生加成反应的是 （　　　）

A. 苯乙酮　　B. 丙酮　　C. 3-己酮　　D. 2-丙醇

9. 下列哪个化合物可与饱和亚硫酸氢钠溶液反应生成白色沉淀 （　　　）

A. 苯乙醛　　B. 苯丙酮　　C. 3-己酮　　D. 2-丙醇

10. 托伦试剂属于下列哪一类试剂 （　　　）

A. 强氧化剂　　B. 还原剂　　C. 碱性弱氧化剂　　　D. 酸性弱氧化剂

11. 能与托伦试剂作用生成银镜的是 （　　　）

A.　$H_3C-\overset{\overset{\displaystyle O}{\|}}{C}-H$　　　　B.　$H_3C-\overset{\overset{\displaystyle O}{\|}}{C}-CH_3$

C.　$H_3C-\underset{\underset{\displaystyle OH}{|}}{C}H-CH_3$　　　D.　$H_3C-\overset{\overset{\displaystyle O}{\|}}{C}-\langle\rangle$

12. 斐林试剂的主要成分是 （　　　）

A. Cu^{2+}　　　B. $Cu(OH)_2$　　　C. Cu^{2+}（配合物）　　　　　D. $CuSO_4$

13. 能与斐林试剂反应生成铜镜的是 （　　　）

A. 苯甲醛　　　B. 乙醛　　　　C. 丙酮　　　D. 甲醛

14. 下列物质中能与碘的氢氧化钠溶液反应生成碘仿的是 （　　　）

A. 甲醛　　　B. 苯甲醛　　　C. 丙醇　　　D. 2-丙醇

15. 福尔马林的主要成分是 （　　　）

A. 甲醛　　　B. 苯甲醛　　　C. 丙酮　　　D. 乙醛

16. 临床上检验糖尿病患者尿液中的丙酮，常用的试剂是 （　　　）

A. 2，4-二硝基苯肼　　B. 氨基脲　　C. 托伦试剂　　D. 亚硝酰铁氰化钠的氢

氧化钠溶液

17. 希夫试剂是指在品红溶液中通入下列哪种气体，所形成的无色溶液
（   ）

A. CO_2 B. SO_2 C. Cl_2 D. SO_3

18. 下列物质中含有半缩醛羟基的是（   ）

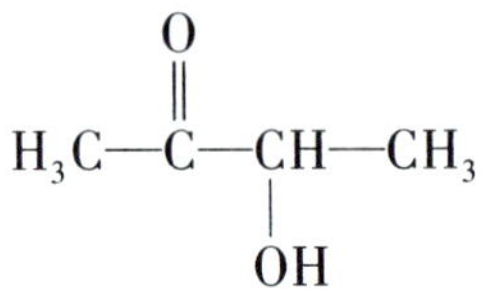

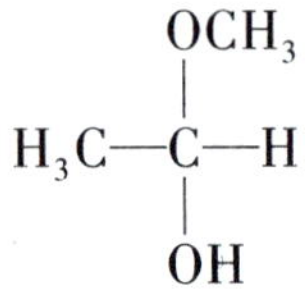

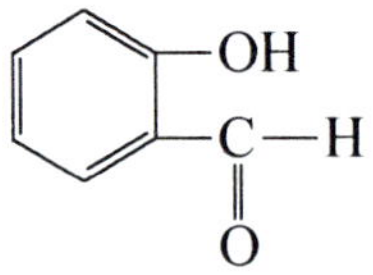

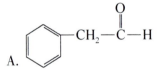

19. 不能与斐林试剂反应生成砖红色沉淀的是（   ）

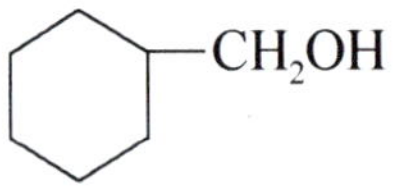

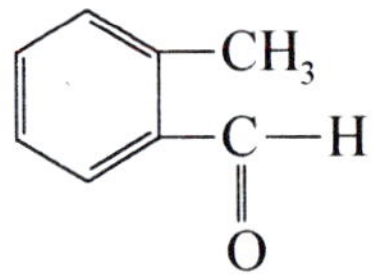

20. 下列哪种物质与希夫试剂作用后，其颜色在硫酸作用下不消失（   ）

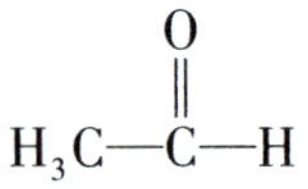

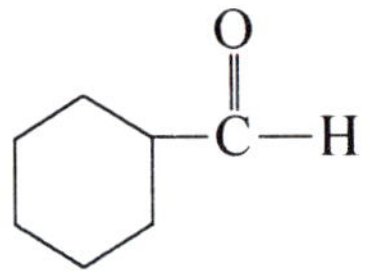

A. 甲醛   B. 苯甲醛   C. 乙醛   D. 丙酮

二、填空题

1. 醛、酮均含有＿＿＿＿＿＿＿结构，因此，将他们统称为＿＿＿＿＿＿

＿＿＿＿＿＿＿＿＿＿＿＿＿＿。

2. 醛是指羰基连接＿＿＿＿＿＿和＿＿＿＿＿而构成的化合物，其官能

团为＿＿＿＿。

3. 最简单的脂肪醛是＿＿＿＿，结构式为＿＿＿＿＿＿，具有杀菌和防

腐作用，因此可作为＿＿＿＿＿＿＿＿和＿＿＿＿＿＿。

4. 在有机化学中，加氧或脱氢的反应称为＿＿＿＿＿＿；加氢或脱氧的

反应称为＿＿＿＿＿＿＿＿＿＿。

5. 醛具有很强的＿＿＿＿＿＿性，因此能与托伦试剂、斐林试剂反应。

6. 可用斐林试剂来区分脂肪醛和芳香醛，其原因是＿＿＿＿＿＿＿＿＿

＿＿＿＿＿＿＿＿＿＿＿＿＿。

7. 酮与醛相比较，其结构不同之处在于＿＿＿＿＿＿＿＿＿＿＿和

＿＿＿＿＿＿＿＿＿＿＿＿＿。

8. 醛、酮与氨的衍生物反应，其生成物中均含有＿＿＿＿结构。

三、判断题

1. 甲醛具有极强的还原性，可将斐林试剂中的铜离子还原成金属铜，附着在试管壁上形成铜镜。（   ）

2. 利用碘仿反应鉴定乙醛和甲基酮，是因为它们的结构中都含有

$H_3C—\overset{O}{\overset{\|}{C}}—$ 结构，而其他醛和酮中无此结构，所以碘和氢氧化钠溶液只用以鉴别乙醛和甲基酮。（   ）

3. 醛加氢后被还原生成仲醇，而酮还原生成伯醇。（   ）

4. 银镜反应可用于区分脂肪醛和芳香醛。（   ）

5. 醇氧化只得到相应的醛。（   ）

6. 醛与希夫试剂作用显紫红色，而酮不显色，该反应可用来区别醛和酮。（   ）

7. 苯乙酮可与亚硫酸氢钠发生加成反应，生成白色结晶。（   ）

8. 丙醛与丙酮互为同分异构体，属于官能团异构。（   ）

9. 甲醛水溶液俗称"福尔马林"，用作消毒剂和防腐剂。（   ）

10. 芳香醛不能与斐林试剂反应，因此苯乙醛不能与斐林试剂作用生成砖红色沉淀。（   ）

四、用系统命名法命名下列化合物或写出其结构式

1. $H_3C—\overset{\underset{CH_3}{|}}{CH}—CH_2—\overset{O}{\overset{\|}{C}}—H$

2. $H_3C—CH_2—\overset{\underset{CH—CH_3}{|}}{CH}—\overset{O}{\overset{\|}{C}}—H$ (CH_3)

3. $H_3C—CH_2—\overset{O}{\overset{\|}{C}}—\overset{\underset{CH_3}{|}}{CH}—CH_3$

4. $H_3C—\overset{O}{\overset{\|}{C}}—CH_2—\overset{\underset{CH_2}{|}}{CH}—CH_3$ (CH_3)

5.

CH_3

6.

7. 蚁醛   8. 丙酮   9. α-苯基丙酮

五、完成下列反应式

1. $H_3C-\overset{\overset{O}{\|}}{C}-H$ +HCN ⟶

2. $H_3C-\overset{\overset{O}{\|}}{C}-CH_3$ +NaHSO$_3$ ⟶

3. $H_3C-\underset{\underset{OH}{|}}{CH}-CH_3$ +I$_2$ $\xrightarrow{NaOH}$

4. $H_3C-CH_2-\overset{\overset{O}{\|}}{C}-H$ + H_2N-NH- ⟶

5. $H_3C-CH_2-\overset{\overset{O}{\|}}{C}-H$ + CH$_3$OH $\xrightarrow{干燥\ HCl}$

六、用化学方法鉴别下列各组化合物

1. 甲醛   乙醛   苯甲醛   2. 异丙醇   丙醛   丙酮

3. 2-戊酮   3-戊酮   4. 乙醛   丙酮   苯乙醛

七、推导结构式

1. 某化合物 A 的分子式为 $C_4H_{10}O$，A 经氧化可得 B，B 能与 2，4-二硝基苯肼作用生成黄色沉淀，A、B 均能发生碘仿反应，试写出 A、B、的结构式和名称。

2. 化合物 A 的分子式均为 $C_5H_{10}O$，A 能与饱和亚硫酸氢钠溶液作用生成白色沉淀，也能与托伦试剂发生银镜反应；A 经加氢还原后得 B，B 经分子内脱水生成 C，C 与 HBr 加成生成 2-甲基-3-溴丁烷。试推测 A、B、C、的结构式，并写出上述变化的反应式。

（章耀武）

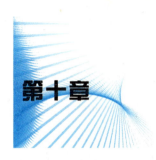

第十章

有 机 酸

学习内容提炼，涵盖重点考点

第一节 羧 酸

（一）羧酸的结构、分类与命名

※1. 羧酸的结构

从结构形式看，羧酸是烃分子中的氢原子被羧基（—COOH）取代后的化合物（甲酸为 H 原子取代）；或者说由烃基（—R）与羧基（—COOH）两部分组成；或者说由酰基（ $R—\overset{\overset{\displaystyle O}{\|}}{C}—$ ）与羟基（—OH）所组成。

2. 羧酸的分类

$$
\text{羧酸（根据所含烃基不同分类）}
\begin{cases}
\text{脂肪酸}
\begin{cases}
\text{饱和脂肪酸：羧基与饱和烃基相连} \\
\text{不饱和脂肪酸：羧基与不饱和烃基相连}
\end{cases} \\
\text{脂环酸：羧基与脂环烃基相连} \\
\text{芳香酸：羧基直接与苯环相连}
\end{cases}
$$

$$
\text{羧酸（根据羧基数目分类）}
\begin{cases}
\text{一元羧酸} \\
\text{多元羧酸}
\end{cases}
$$

3. 羧酸的命名　与醛的命名相似。

（二）羧酸的性质

1. 物理性质

（1）颜色状态气味：

常温下，$C_1 \sim C_3$ 的饱和一元羧酸是无色且有刺激性气味的液体；$C_4 \sim C_9$ 的一元脂肪酸是无色且有恶臭气味的液体；C_{10} 以上的一元高级脂肪酸是蜡状无味固体；二元羧酸与芳香酸一般都为结晶性固体。

（2）水溶性：一元羧酸的水溶性随着分子中碳原子数的增加而降低，比相应的醇的水溶性更大。低级脂肪酸可与水相混溶，而高级一元脂肪酸和芳香酸不溶于水。多元酸的水溶性大于同数碳原子的一元酸。

（3）沸点：随着相对分子质量的增加而升高，比相对分子质量相近的醇要高。其原因是羧酸分子间形成了氢键。

※2. 化学性质

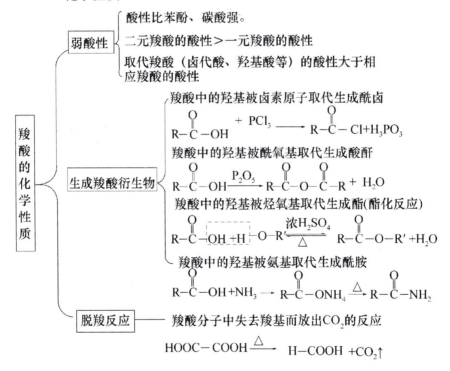

（三）重要的羧酸

※甲酸：具有特殊的结构，既含有羧基，又含有醛基。

$$H \!-\! \overset{\displaystyle O}{\underset{\displaystyle}{C}} \!-\! OH$$

　　醛基　　羧基

因此，它既有羧酸的性质，又具有醛的强还原性。比较常见的羧酸还有乙酸、苯甲酸。

第二节　取 代 羧 酸

※羧酸分子中烃基上的氢原子被其他官能团取代所形成的化合物称取代羧酸。常见的有羟基酸、酮酸、卤代酸、氨基酸等。

（一）羟基酸

羟基有醇羟基和酚羟基两种，因此，羟基酸又有醇酸和酚酸之分。

醇酸的结构特点：含有醇羟基和羧基。

酚酸的结构特点：含有酚羟基和羧基。

羟基酸的命名是将羟基作为取代基，与羧酸的命名相同。

※它们的化学性质如下：既有醇、酚的性质，又有羧酸的性质，还有其特性。

醇酸的化学性质
- 酸性——酸性比相应的羧酸强
- 氧化反应——醇羟基被氧化成酮基，其中 α-羟基比醇中羟基更易氧化

$$H_3C \!-\! \underset{\displaystyle OH}{CH} \!-\! COOH \xrightleftharpoons[\text{还原}]{\text{氧化}} H_3C \!-\! \underset{\displaystyle \|}{\overset{\displaystyle}{C}} \!-\! COOH \quad (O)$$

- 脱水反应——醇酸受热发生脱水反应，反应产物随着羟基与羧基的相对位置不同而不同，基中 β-醇酸脱水生成 α，β-不饱和羧酸

$$H_3C \!-\! \underset{\displaystyle OH}{CH} \!-\! CH_2 \!-\! COOH \xrightarrow[-H_2O]{\triangle} H_3C \!-\! CH\!=\!CH \!-\! COOH$$

酚酸的化学性质

├─ 酸性 ─ 酸性比苯酚强，但随着羟基与羧基的相对位置不同，酸性强弱不同。如：

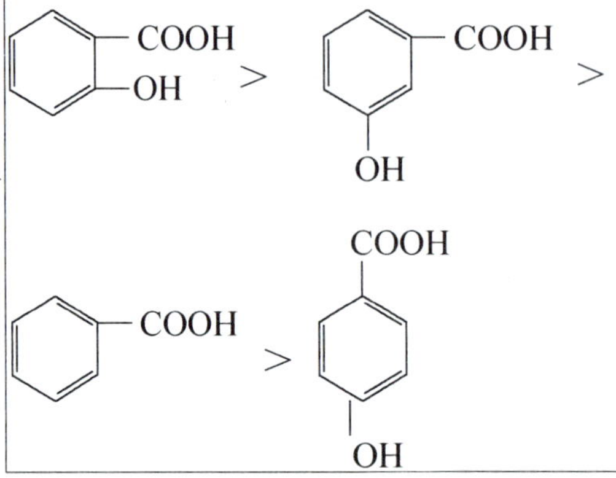

（邻羟基苯甲酸 COOH/OH） > （间羟基苯甲酸 COOH，OH） >

（苯甲酸 COOH） > （对羟基苯甲酸 COOH，OH）

├─ 显色反应 ─ 由于含酚羟基，能与三氯化铁作用显紫色

└─ 脱羧反应 ─ 邻羟基苯甲酸、对羟基苯甲酸加热到熔点以上即发生脱羧

（二）酮酸

酮酸的结构特点：含有酮基和羧基。

酮酸的命名：以羧酸为母体，酮基的位置用阿拉伯数字或希腊字母标示在母体名称前。

酮酸的化学性质：既有酮的性质，又有羧酸的性质，还有其特性。

酮酸的化学性质
├─ 酸性 ─ 酸性比相应的醇酸要强
└─ 脱羧反应 ─ α-酮酸、β-酮酸均可发生脱羧反应

酮体：β-羟基丁酸、β-丁酮酸、丙酮在医学上合称为酮体。

模拟试题测试，提升应试能力

一、选择题

1. 下列物质中含有异丙基的是（　　　）

A. 丙酸　　　B. 丁酸　　　C. 2-甲基丙酸　　　D. 戊酸

2. 下列化合物属于具有复合官能团的化合物是（　　　）

A. 乳酸　　　B. 酸　　　C. 乙酸　　　　　D. 安息香酸

3. 下列化合物属于芳香酸的是（　　　）

A. <chemical structure: benzene ring with —COOH>　　　　B. <chemical structure: benzene ring with —CH₂COOH>

C. <chemical structure: benzene ring with —CH₂OH>　　D. <chemical structure: H_3C—CH—COOH with benzene ring below CH>

4. 下列哪个化合物属于酮酸（　　　）

A. 苹果酸　　　B. 酰乙酸　　　C. 柠檬酸　　　D. 乳酸

5. 结构中所含酰基为苯甲酰基的是（　　　）

A. <chemical structure: benzene ring with —COOH>　　　　B. <chemical structure: benzene ring with —CH₂COOH>

C. <chemical structure: benzene ring with —CH₂OH>　　D. <chemical structure: H_3C—benzene ring—COOH>

6. 同浓度的下列溶液，pH 最小的是（　　　）

A. 甲酸　　　B. 乙酸　　　C. 草酸　　　D. 苯甲酸

7. 下列化合物中酸性强弱顺序排列正确的是（　　　）

A. 草酸>丙酸>丙酮酸>α-羟基丙酸

B. 草酸>α-羟基丙酸>丙酸>丙酮酸

C. 草酸>丙酮酸>α-羟基丙酸>丙酸

D. 草酸>丙酸>α-羟基丙酸>丙酮酸

8. 在酯化反应中，羧酸分子中断裂的化学键是（　　　）

A. C—O　　　B. O—H　　　C. C—C　　　D. C=O

9. 乙酸的沸点比乙醇的高，其原因是（　　　）

A. 乙酸分子间存在氢键　　　　B. 乙酸分子与水分子间存在氢键

C. 乙酸的相对分子质量更大　　D. 乙酸的酸性更强

10. 下列物质容易发生银镜反应的是（　　　）

A. 甲酸　　　B. 乙酸　　　C. 异丙醇　　　D. 苯甲酸

11. 下列物质能与 $FeCl_3$ 溶液显紫色的是（　　　）

A. 水杨酸　　B. 乳酸　　　C. 苹果酸　　　D. 柠檬酸

12. 下列不属于酮体的是（　　　）

A. 丙酮　　　B. 丙酮酸　　　C. β-羟基丁酸　　　D. β-丁酮酸

13. 下列物质中，既能发生酯化反应，又能发生酰化反应、氧化反应的是（   ）

A. 甲醇　　　B. 2-溴丙酸　　　C. 异丙醇　　　D. 乳酸

14. 阿司匹林的结构式是（   ）

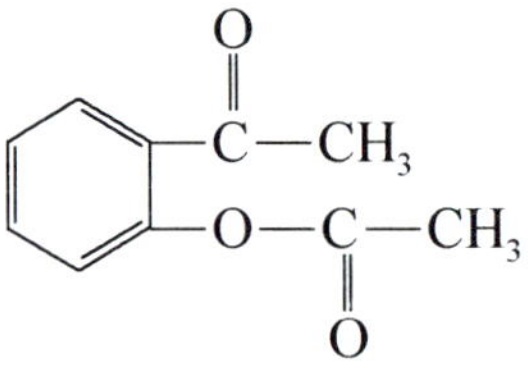

15. 下列物质中既显酸性，又有还原性，还能使溴水褪色的是（   ）

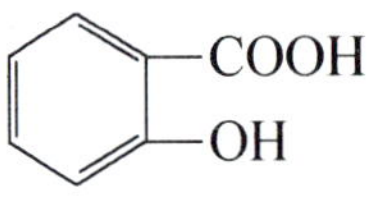

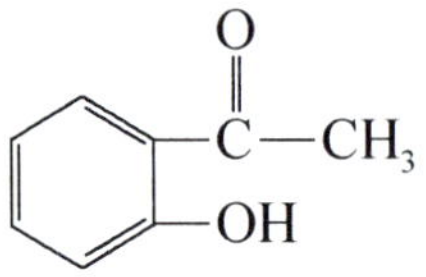

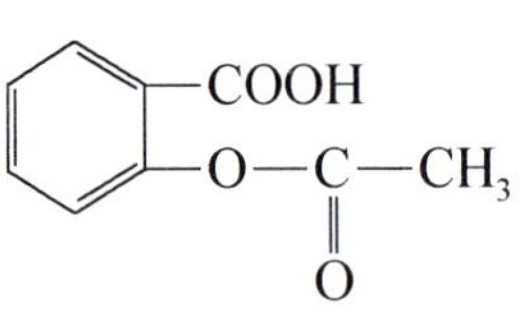

A. 甲酸　　　B. 丙酮酸　　　C. 丙烯酸　　　D. 苯酚

二、填空题

1. 羧酸在结构上可以看做是烃分子中的_____原子被_____取代而成的化合物。根据所含的烃基不同，羧酸可以分为_____、_____和_____三种。

2. 羟基酸、酮酸结构上的共同点在于都含有_____，不同点在于_____。

3. 写出下列羧酸的俗名：甲酸_____，苯甲酸_____，乙二酸_____，2，3-二羟基丁二酸_____，3-羟基-3-羧基戊二酸_____。

4. 醇酸中的羟基比相应醇中的羟基_____氧化。

5. 羧酸的沸点随着_____而升高，比相应的醇的沸点_____；其原因在于_____。

6. α-羟基丙酸的俗名是_____，在体内酶的作用下，氧化生成_____。

7. β-丁酮酸在体内酶的作用下，可还原成_____，受热脱羧生成_____，三者在医学上合称_____。

三、判断题

1. 甲酸中有还原性的醛基，可使 $KMnO_4$ 溶液褪色，而草酸中没有醛基，不能使 $KMnO_4$ 溶液褪色。（   ）

2. 取代羧酸的酸性比相应的羧酸要强。（　　）

3. 醇酸的酸性比酮酸强。（　　）

4. 羧酸与醛的结构上的共同点在于都含有羰基，因此，它们都能与羰基化试剂发生反应。（　　）

5. 正常人体血液中酮体的含量应小于 0.5mmol/L。（　　）

四、写出下列化合物名称或结构式

$$1.\quad H_3C-CH-CH_2-\overset{\displaystyle O}{\overset{\displaystyle \|}{C}}-OH$$
$$\underset{\displaystyle CH_3}{|}$$

$$2.\quad H_3C-CH-CH_2-\overset{\displaystyle O}{\overset{\displaystyle \|}{C}}-OH$$
$$\underset{\displaystyle OH}{|}$$

$$3.\quad H_3C-\overset{\displaystyle O}{\overset{\displaystyle \|}{C}}-CH_2-\overset{\displaystyle O}{\overset{\displaystyle \|}{C}}-OH$$

4.

5. 蚁酸　　　6. 苹果酸　　　7. 酒石酸　　　8. 柠檬酸

五、用化学方法鉴别下列各组物质

1. 石炭酸　草酸　甲酸　　2. 丙醇　丙醛　丙酸　乳酸

六、推导结构式

三种有机物 A、B、C 的分子组成均为 $C_4H_8O_3$，A 可发生水解，其水解产物之一可与托伦试剂发生银镜反应，另一产物能与新制 Cu（OH）$_2$ 作用生成深蓝色溶液；B、C 不能发生水解，均为有机酸，但 C 的酸性比 B 强，B 经脱氢氧化可生成 C，C 可与 $NaOH/I_2$ 溶液反应，产生黄色沉淀，试推测 A、B、C 的结构式，并写出相关的反应式。

（章耀武）

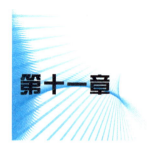

酯 和 脂 类

学习内容提炼，涵盖重点考点

第一节　酯

(一) 酯的概念、结构和命名

※酯的概念：从结构上看，酯是羧酸分子中羧基上的羟基被烃氧基取代后的化合物，也即是酯由酰基（ $R—\overset{\displaystyle O}{\overset{\|}{C}}—$ ）和烃氧基（—OR）而组成。

酯的结构： $R—\overset{\displaystyle O}{\overset{\|}{C}}—OR'$ （—R、—R′可以相同，也可不同）。

酯的命名：由形成酯的羧酸和醇来命名，称为"某酸某酯"。

(二) 酯的性质

1. 物理性质

（1）颜色状态：低级酯为无色液体，高级酯为蜡状固体。

（2）溶解性：难溶于水，易溶于有机溶剂。

（3）相对密度：小于1。

（4）沸点：比相应的羧酸和醇的沸点要低，因为酯分子间不能形成氢键。

（5）气味：芳香气味。

※2. 化学性质

酯可发生水解反应。在碱性溶液中，酯可水解完全。

$$R-\overset{\overset{\displaystyle O}{\|}}{C}-OR' + H_2O \underset{\text{酯化}}{\overset{\text{水解}}{\rightleftharpoons}} R-\overset{\overset{\displaystyle O}{\|}}{C}-OH + R'OH$$

第二节 油 脂

油脂是重要的能源物质，它在体内氧化时，可释放大量的热量，给人体供给能量；保护内脏器官免受外力损伤；溶解维生素 A、维生素 D、维生素 E、维生素 K 等活性物质。

（一）油脂的组成和结构

1. 油脂的概念、组成

油脂是油和脂肪的总称，是由 1 分子甘油和 3 分子高级脂肪酸所形成的甘油酯。

油是指常温下为液态的油脂，主要是由不饱和高级脂肪酸所形成的甘油酯。

脂肪是指常温下为固态的油脂，主要是由饱和高级脂肪酸所形成的甘油酯。

※营养必需脂肪酸：人体内不能自动合成，必须由食物供给的高级脂肪酸，如亚油酸、亚麻酸、花生四烯酸。

2. 油脂的结构

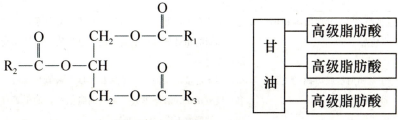

（R₁、R₂、R₃可以相同，也可不同）

（二）油脂的性质

1. 物理性质

（1）颜色气味：纯净油脂无色、无味、无臭，天然油脂因含有维生素和色素而显不同的颜色。

（2）溶解性：难溶于水，易溶于有机溶剂。

（3）相对密度：小于1。

（4）熔点、沸点：没有恒定的熔点和沸点。

2. 化学性质

※（1）水解和皂化反应：油脂在酸或酶的作用下，水解生成1分子甘油和3分子高级脂肪酸；在碱的作用下，可水解生成1分子甘油和3分子高级脂肪酸盐。

油脂只有在碱性溶液中才能水解完全，在碱性溶液中的水解称为皂化反应。

（2）加成反应：由于油是由不饱和高级脂肪酸形成的甘油酯，结构中存在较多的碳碳不饱和键，因此可以发生加成反应。

与H_2发生加成，可将油变成脂肪；与I_2发生加成，通过测定碘值，可测定其不饱和程度。

※（3）酸败：油脂受到空气中的氧、水分、微生物的作用，发生氧化、水解、分解生成小分子的醛、酮和羧酸等混合物而颜色变深，并产生异味、臭味即发生变质，这种现象称为油脂的酸败。

酸败程度的衡量可用酸值来表示。

※皂化值、碘值、酸值的概念和意义。

	概念	意义
皂化值	1g油脂完全皂化时所需KOH的毫克数称为皂化值	从皂化值的大小，可以推知油脂的平均相对分子质量。皂化值与油脂的相对分子质量成反比。皂化值是衡量油脂质量的指标之一
碘值	100g油脂所能吸收碘的克数称为碘值	碘值可用来定量衡量油脂的不饱和程度。碘值与油脂的不饱和程度成正比，碘值越大，表示油脂中所含的碳碳双键数越多，油脂的不饱和程度越高
酸值	酸值是指中和1g油脂所需的氢氧化钾的毫克数	酸值可反映油脂的酸败程度。酸值越大，说明油脂的酸败程度越高

第三节　类　　脂

（一）磷脂

结构：由 1 分子甘油和 2 分子高级脂肪酸、1 分子磷酸、1 分子含 N 的有机碱所组成。

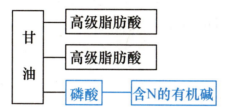

各类磷脂所含的含 N 有机碱不同，脑磷脂（含胆胺），卵磷脂（含胆碱）。

（二）固醇

基本结构：

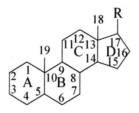

甾族化合物的基本骨架（甾环）及其编号

模拟试题测试，提升应试能力

一、选择题

1. 不含有乙酰基的物质是（　　　）

A. 乙酸　　　B. 乙酸乙酯　　　C. 乙酰氯　　　D. 乙醇

2. 与乙酸乙酯互为同分异构体的是（　　　）

A. 乙酸　　　B. 丁酸　　　　　C. 甲酸乙酯　D. 丁醇

3. 与酯的水解反应互为逆反应的是（　　　）

A. 酯化反应　　　　　　　　　B. 脱羧反应

C. 中和反应　　　　　　　　D. 氧化反应

4. 苯甲酸乙酯在 NaOH 溶液中水解，其水解产物是（　　）

A. 苯甲酸和乙醇　　　　　　B. 苯甲酸和乙酸

C. 苯甲酸钠和乙醇　　　　　D. 苯甲酸和乙醇钠

5. 乙酸乙酯在下列哪种溶液中可以水解完全（　　）

A. 盐酸溶液　　　　　　　　B. 氯化钠溶液

C. 氢氧化钠溶液　　　　　　D. 无水乙醇

6. 油脂中常见脂肪酸的碳原子数为（　　）

A. 奇数个碳原子

B. 偶数个碳原子

C. 大于 10 的奇数个碳原子

D. 大于 10 的偶数个碳原子

7. 下列说法正确的是（　　）

A. 碳原子数目相同的油和脂肪是同一种物质

B. 油和脂肪是同系物

C. 碳原子数目相同的油和脂肪是同分异构体

D. 油和脂肪都属于酯类物质

8. 下列羧酸中不属于必需脂肪酸的是（　　）

A. 油酸　　　　B. 亚油酸　　　　C. 亚麻酸　　　　D. 花生四烯酸

9. 下列哪种方法，可将液态的油变为固态的脂肪（硬化油）（　　）

A. 与 H_2 加成　　B. 与 I_2 加成　　　C. 氧化　　　　D. 水解

10. 在油脂的水解过程中加碱，可以使水解反应（　　）

A. 速度放缓　　B. 加速水解　　C. 水解完全　　　D. 增加碱性

11. 皂化值可以反映油脂相对分子质量的大小，下列说法正确的是（　　）

A. 皂化值越大，油脂的相对分子质量越大

B. 皂化值越大，油脂的相对分子质量越小

C. 皂化值越小，油脂的相对分子质量越小

D. 无法确定

12. $CH_2-O-\overset{\overset{\displaystyle O}{\|}}{C}-C_{17}H_{33}$

$CH-O-\overset{\overset{\displaystyle O}{\|}}{C}-C_{17}H_{33}$

$CH_2-O-\underset{\underset{\displaystyle O}{\|}}{C}-C_{17}H_{33}$

与硫酸共热的产物是（　　　）

A. 甘油和硬脂酸   B. 甘油和软脂酸

C. 甘油和油酸   D. 甘油和亚油酸

13. 下列关于碘值的叙述正确的是（　　　）

A. 碘值是衡量油脂质量好坏的指标

B. 碘值可以测算油脂的相对分子质量

C. 碘值是表示油脂不饱和程度的指标

D. 碘值越大，油脂的不饱和程度越小

14. 下列物质碘值最大的是（　　　）

A. 甘油三硬酸酯   B. 甘油三油酸酯

C. 甘油三亚油酸酯   D. 甘油三软脂酸酯

15. 下列哪种因素不能引起油脂的酸败（　　　）

A. 氢化   B. 水解   C. 氧化   D. 分解

16. 下列哪个数值可以表示油脂的质量（　　　）

A. 皂化值   B. 碘值   C. 酸值   D. 相对密度

17. 正常人血液中的胆固醇含量为（　　　）

A. 2.82~5.95mmol/L   B. 2.82~5.95mol/L

C. 280~320mmol/L   D. 280~320mol/L

18. 下列说法正确的是（　　　）

A. 脑磷脂与卵磷脂的不同之处在于它们的含 N 有机碱部分不同

B. 脑磷脂的结构中含有 1 个磷酸分子和 1 个胆碱分子

C. 脑磷脂与备注的凝固无关

D. 卵磷脂水解后可得 1 分子甘油、1 分子磷酸、1 分子高级脂肪酸和 1 分子胆碱

19. 甾醇类物质的基本骨架结构为（　　　）

A. 环戊烷多氢菲　　B. 菲　　C. 碳碳双键　　D. 酚羟基

20. 在日光作用下，能转化为维生素 D_2 的物质是 (　　)

A. 胆固醇　　　　　B. 麦角固醇

C. 7-去氢胆固醇　　D. 睾酮素

二、填空题

1. 酯是指由_____和醇作用所生成的化合物，它可看做是羧酸分子中羧基上的羟基被_____取代而成的化合物。

2. 酯化反应与酯的水解反应互为_____反应。

3. 油脂是油和脂肪的总称，在常温下呈_____态，由较多的_____所形成的甘油酯，称为油；在常温下呈_____态，由较多的_____所形成的甘油酯，称为脂肪。

4. 必需脂肪酸是指_____；它们结构上的共同点为_____；常见的必需脂肪酸有_____。

5. 磷脂是由_____组成，脑磷脂和卵磷脂的区别在于_____不同，其中脑磷脂含有_____。

三、判断题

1. 酯和羧酸的分子通式均为 $C_nH_{2n}O_2$，它们互为同分异构体。(　　)

2. 酸可以加速酯的水解，因此，酯在酸性溶液中可以水解完全。(　　)

3. 油脂的皂化值越大，油脂的质量越好。(　　)

4. 油脂的酸值大小反映了油脂中不饱和脂肪酸的含量多少。(　　)

5. 空气、微生物、水分等均影响油脂皂化值的大小。(　　)

6. 胆固醇在胆汁液中沉积，则易形成胆结石。(　　)

四、简答题

1. 为什么多晒太阳，是获得维生素 D_3 的有效方法？

2. 油脂的质量如何表示？

3. 血液中胆固醇含量过高，会对人体造成什么危害？

（章耀武）

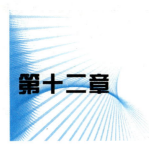

第十二章

含氮有机化合物

学习内容提炼，涵盖重点考点

第一节　胺

（一）胺的分类和命名

1. 分类

序号	分类依据	类别		例子	注意
1	分子中烃基的不同	脂肪胺		$CH_3CH_2NH_2$；$Ph—CH_2NH_2$	胺的分类和醇的分类的区别
		芳香胺		$Ph—NH_2$；$Ph—N（CH_3）_2$	
2	氮原子上连接的烃基数目不同	伯胺		$R—CH_2—NH_2$；$—NH_2$氨基	
		仲胺		R_2NH；$—NH—$亚氨基	
		叔胺		R_3N；$—N=$叔氨基	
		季铵盐		$R_4N^+X^-$	
		季铵碱		$R_4N^+OH^-$	
3	氨基的数目不同			一元、二元及多元胺	

2. 胺的命名

序号	类别	原则			
1	简单胺	胺为母体，烃基作取代基			
2	N 上连有芳烃基和脂肪烃基	以芳香胺作为母体，脂肪烃基作为取代基，并在其名称前冠以 "N-或 N，N-"	仲胺	N—R（脂肪烃基的名称）苯胺	
			叔胺	脂肪烃基相同（合并原则）	N，N-二某烃基苯胺
				脂肪烃基不同（先小后大）	N-小烃基-N-大烃基苯胺
3	季铵盐	某化某铵			
4	季铵碱	氢氧化某铵			

（二）胺的结构

胺分子的构型成棱锥形，如下图：

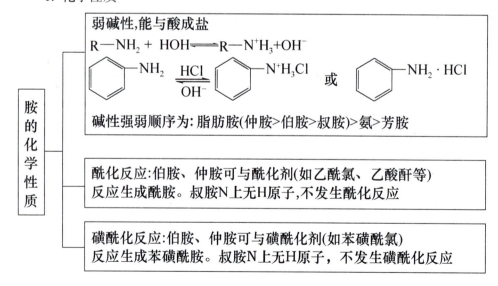

0.147nm

108°

※（三）胺的主要化学性质

1. 化学性质

胺的化学性质

弱碱性,能与酸成盐

$R—NH_2 + HOH \rightleftharpoons R—N^+H_3 + OH^-$

—NH$_2$ $\underset{OH^-}{\overset{HCl}{\rightleftharpoons}}$ —N$^+$H$_3$Cl$^-$　或　—NH$_2 \cdot$ HCl

碱性强弱顺序为: 脂肪胺(仲胺>伯胺>叔胺)>氨>芳胺

酰化反应:伯胺、仲胺可与酰化剂(如乙酰氯、乙酸酐等)反应生成酰胺。叔胺N上无H原子,不发生酰化反应

磺酰化反应:伯胺、仲胺可与磺酰化剂(如苯磺酰氯)反应生成苯磺酰胺。叔胺N上无H原子，不发生磺酰化反应

胺的化学性质

- 与HNO_2反应：
  伯胺$\xrightarrow{HNO_2}N_2$；仲胺$\xrightarrow{HNO_2}$ *N*-亚硝基胺；叔胺$\xrightarrow{HNO_2}$亚硝酸盐
- 氧化反应：胺易氧化，用不同的氧化剂可以得到不同的氧化产物
- 芳香胺中苯环上的取代反应（与芳香烃的取代反应相同）

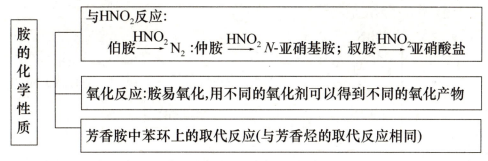

季铵盐可溶于水，具有盐的通性，水解生成季铵碱；

季铵碱是一强碱性化合物，碱性与氢氧化钠相当。

2. 伯胺、仲胺、叔胺的鉴别反应

（1）磺酰化反应：胺与磺酰化试剂反应生成磺酰胺的反应。常用的磺酰化试剂是苯磺酰氯和对甲基苯磺酰氯。

苯磺酰氯　　　　对甲基苯磺酰氯(TsCl)

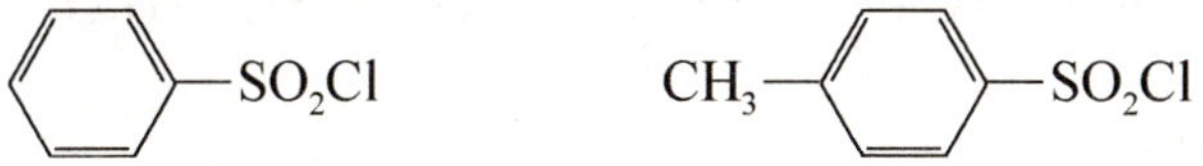

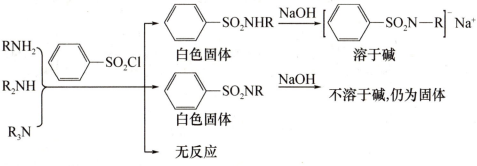

1）鉴别：

2）分离纯化伯、仲、叔胺：

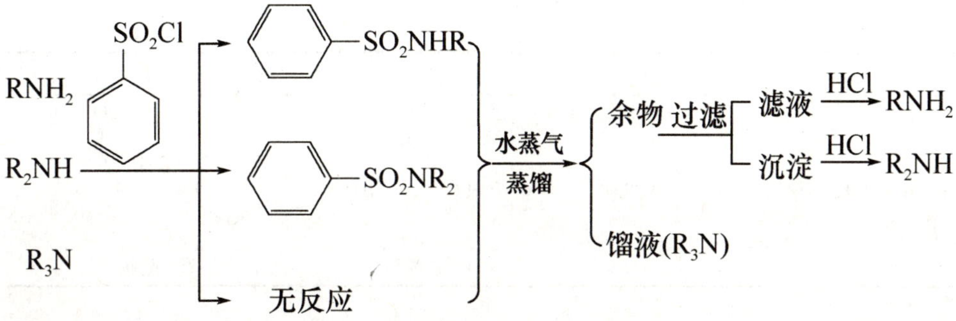

（2）与亚硝酸反应

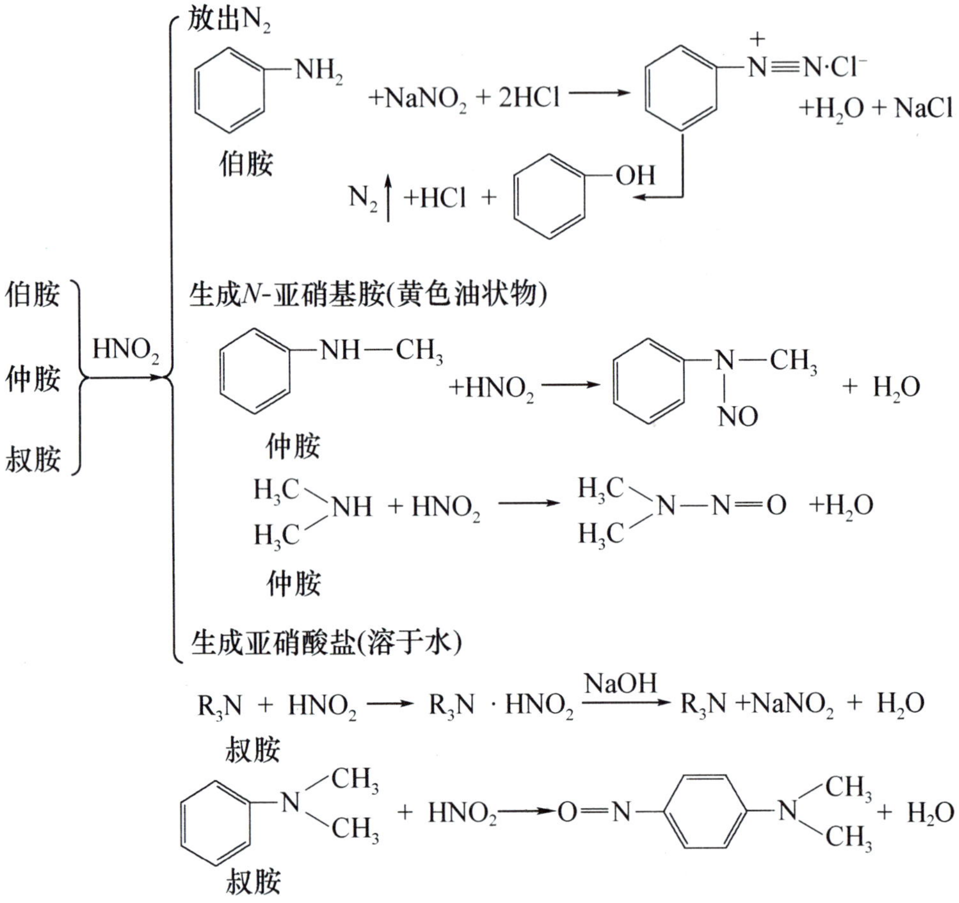

第二节　酰　　胺

（一）酰胺的命名

类别	命名	例子	
N 上无取代基	某酰胺	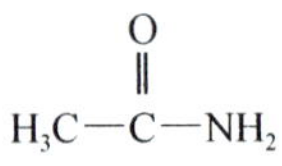 $H_3C-\overset{O}{\overset{\|\|}{C}}-NH_2$ 乙酰胺	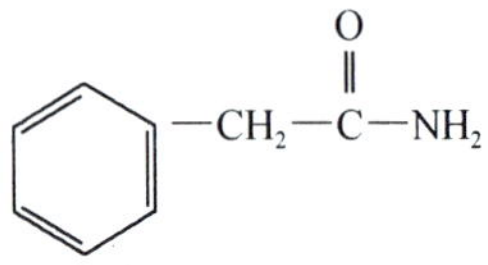 苯乙酰胺

续表

类别	命名	例子
N 上有取代基	N-某基某酰胺 N，N-二某基某酰胺 N-小烃基-N-大烃基某酰胺	N,N-二甲基甲酰胺 N-甲基苯甲酰胺
N 上同时有两个酰基	酰亚胺	丁二酰亚胺 邻苯二甲酰亚胺

※ （二）酰胺的化学性质

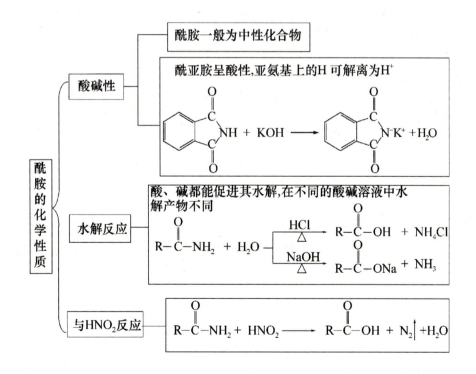

※ （三）尿素

尿素：又称脲，结构为 $H_2N-\overset{\overset{\displaystyle O}{\|}}{C}-NH_2$ 。

尿素的化学性质

弱碱性：为一元弱碱

$$H_2N-CO-NH_2 + HOOC-COOH \rightarrow (H_2N-CO-NH_2)_2 \cdot HOOC-COOH\downarrow$$

水解反应

$$H_2N-CO-NH_2 + H_2O \xrightarrow{\text{酶}} CO_2\uparrow + NH_3\uparrow$$

$$H_2N-CO-NH_2 + H_2O \xrightarrow{HCl} CO_2\uparrow + NH_4Cl$$

$$H_2N-CO-NH_2 + H_2O \xrightarrow{NaOH} Na_2CO_3 + NH_3\uparrow$$

与HNO$_2$反应： $H_2N-CO-NH_2 + HNO_2 \longrightarrow CO_2\uparrow + NH_3\uparrow + N_2\uparrow$

缩合反应：尿素加热至熔点以上,2分子尿素失去1分子NH$_3$，生成不溶于水的缩二脲

$$2H_2N-CO-NH_2 \xrightarrow{150\sim160℃} H_2N-\underset{\underset{\displaystyle O}{\|}}{C}-NH-\underset{\underset{\displaystyle O}{\|}}{C}-NH_2 + NH_3\uparrow$$

缩二脲反应：在缩二脲的碱性溶液中加入少量硫酸铜溶液，呈紫红色。发生缩二脲反应的条件是:分子结构中含有2个或2个以上的酰胺键

第三节　含氮杂环化合物

由碳原子和至少一个其他原子构成的环状骨架结构的一类化合物称为杂环化合物，其他非碳原子称为杂原子，如氧、硫、氮等。

（一）杂环化合物的分类和命名

1. 分类

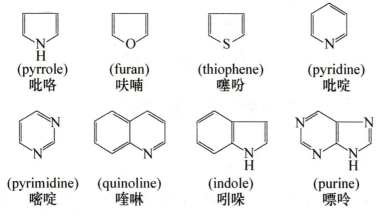

2. 命名

（1）音译法：根据英文名称的译音，在其汉字前加以口字旁为杂环名称。

（pyrrole）	（furan）	（thiophene）	（pyridine）
吡咯	呋喃	噻吩	吡啶

（pyrimidine）	（quinoline）	（indole）	（purine）
嘧啶	喹啉	吲哚	嘌呤

（2）取代杂环的命名：以杂环为母体，按下述步骤进行。

1）杂环的编号从杂原子起依次 1，2，3 ……（或：α，β，γ……）。

2）如环上不止一个杂原子时，则从 O、S、N 的顺序依次编号。

3）有两个相同杂原子的，应从连有 H 原子或取代基的开始编号。

4）编号时注意杂原子或取代基的位次之和最小。

5）将取代基的位置、数目、名称写在母体名称前。

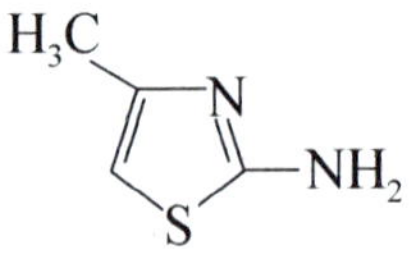

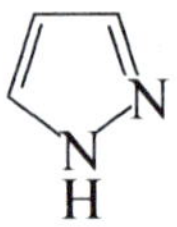

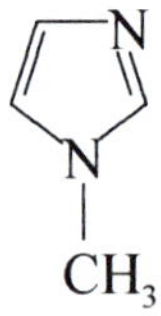

2-氨基-4-甲基噻唑　　　吡唑　　　　1-甲基咪唑

（二）常见的杂环化合物及衍生物

1. 五元杂环化合物

①吡咯及其衍生物——血红素；②呋喃及其衍生物——呋喃妥因；③噻吩及其衍生物——头孢噻吩。

2. 六元杂环化合物

①吡啶及其衍生物——维生素 B_6；②嘧啶及其衍生物——胞嘧啶、尿嘧啶、胸腺嘧啶。

3. 稠杂环化合物

①吲哚及其衍生物——吲哚美辛；②黄嘌呤及其衍生物——咖啡因。

第四节　生　物　碱

（一）定义

生物碱：存在于生物体内，具有碱性和明显生理活性的复杂的含氮有机化合物。

（二）一般性质

1. 性状　游离生物碱一般是无色固体（黄连素例外，烟碱为液体），有苦味。

2. 成盐　能与无机酸或有机酸结合成盐。

3. 沉淀反应　生物碱常遇到一些沉淀试剂能发生沉淀，可检查生物碱在中草药的存在。常用的沉淀试剂有：碘化汞、碘化铋钾、碘-碘化钾、10%苦味酸、磷钼酸、硅钨酸、丹宁酸等。

4. 颜色反应　生物碱与下列一些浓酸试剂能呈现出各种颜色，其颜色随各种生物碱而各有特征，利用这点可作生物碱的鉴别。常用的显色试剂有：1%钒酸铵浓硫酸溶液、1%钼酸钠的浓硫酸溶液、少量甲醛的浓硫酸溶液、浓碘酸、浓硝酸等。

(三) 常见的生物碱

常见的生物碱有麻黄碱、烟碱、咖啡因、肾上腺素、阿托品等。

模拟试题测试，提升应试能力

一、选择题

1. 下列物质中碱性最弱的是（　　　）

A. 氨　　　B. 甲胺　　　C. 二甲胺　　　D. 三甲胺

2. 尿素是人体内蛋白质代谢的最终产物，属于（　　　）

A. 胺　　　B. 酰胺　　　C. 季铵盐　　　D. 季铵碱

3. 下列物质中可能发生酰化反应的是（　　　）

A. 甲乙胺　　　B. 甲乙丙胺　　　C. 二甲乙胺　　　D. 三甲胺

4. 下列性质中尿素不具备的是（　　　）

A. 弱碱性　　　B. 水解反应　　　C. 缩合反应　　　D. 缩二脲反应

5. 临床上使用的消毒剂新洁尔灭（苯扎溴铵）属于（　　　）

A. 胺　　　B. 酰胺　　　C. 季铵盐　　　D. 季铵碱

6. 生物碱不具有的特点是（　　　）

A. 分子中含 N 原子　　　　　　　B. 具有碱性

C. 分子中多有苯环　　　　　　　D. 显著而特殊的生物活性

7. 下列物质中碱性最强的是（　　　）

A. 氢氧化四甲铵　　　　　　　　B. 苯胺

C. 茶碱　　　　　　　　　　　　D. 氨水

二、填空题

1. 胺是_____分子中的氢原子被烃基取代后所生成的化合物，根据胺分子中与氮原子连接的烃基种类的不同可以分为_____和_____。

2. 酰胺可以看做是氨或胺分子中氮上的氢原子被_____取代后生成的化合物，也可看做是羧酸分子中羧基上的羟基被_____取代后生成的化合物。

3. 尿素在结构上可以看做是碳酸分子中的 2 个羟基被 2 个_____取代后形成的化合物，是_____代谢的最终产物和尿液的主要成分。

4. 叔胺不能发生酰化反应，其原因是_____。

5. 生物碱是存在于生物体内的_____。

三、用简单化学方法分别鉴别下列两组化合物

1. $C_6H_5NH_2$、$C_6H_5CH_2NH_2$、$C_6H_5N(CH_3)_2$、$C_6H_5CH_2N(CH_3)_2$

2. 苯胺、苯酚、苯甲酸、苄醇

四、分别比较下列化合物的碱性

苯胺、苄胺、氢氧化四甲铵、N-乙酰苯胺

（杨智英）

第十三章

糖　　类

学习内容提炼，涵盖重点考点

※糖的概念：从分子的化学结构来看，糖类是多羟基醛、多羟基酮及其脱水缩合产物。

糖的分类：根据它的水解情况，糖类化合物一般分为三类：单糖、低聚糖、多糖。

糖（根据水解情况分类）
- 单糖：不能水解的糖类，为多羟基醛或多羟基酮。
- 低聚糖：水解能产生 2~10 个单糖分子的糖。
- 多糖：水解能产生 10 个以上单糖分子的糖。

第一节　单　　糖

根据单糖的结构不同，可将单糖分为醛糖（多羟基醛）和酮糖（多羟基酮）两类。

※ （一）单糖结构

1. 葡萄糖的结构　葡萄糖的分子式为 $C_6H_{12}O_6$，属于己醛糖。

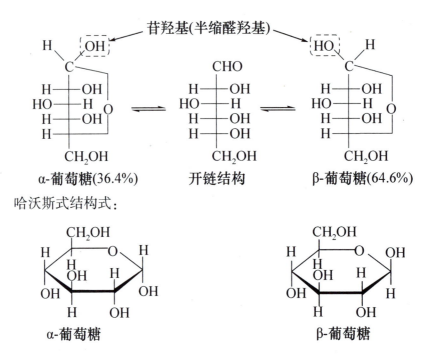

α-葡萄糖(36.4%)　　　开链结构　　　β-葡萄糖(64.6%)

哈沃斯式结构式：

α-葡萄糖　　　　　　　　　β-葡萄糖

　　哈沃斯结构式书写原则：①将成环原子画成一个环平面，环平面的右侧为第 1 个成环碳原子，将成环碳原子按顺时针方向排列，成环氧原子置于环平面的后方；②把环状结构中处于碳链左侧的原子或基团放在环平面的上方，处于碳链右侧的原子或基团放在环平面的下方；③当—H 和—CH_2OH 处于同一碳原子上时，—CH_2OH 放在环平面上方，—H 原子放在环平面下方。

　　2. 果糖的结构

　　果糖为葡萄糖的同分异构体，属于己酮糖。其结构式为：

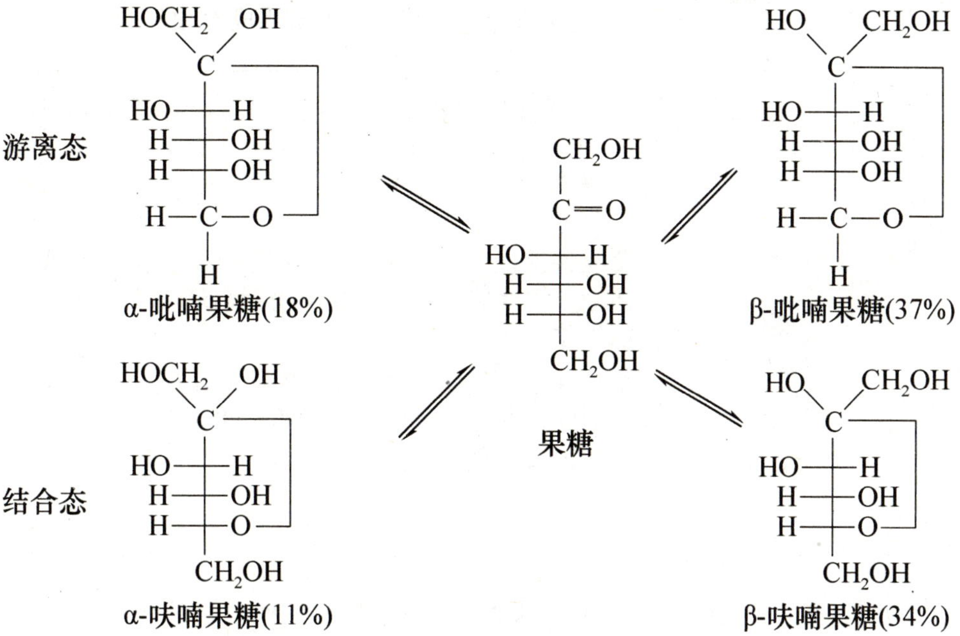

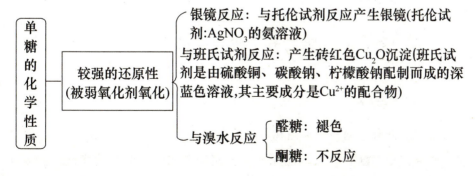

游离态

α-吡喃果糖(18%)

β-吡喃果糖(37%)

果糖

结合态

α-呋喃果糖(11%)

β-呋喃果糖(34%)

哈沃斯式结构式按照书写原则进行书写。

※ （二）单糖的化学性质

具有还原性的糖，称为还原糖；没有还原性的糖，称为非还原糖。糖是否有还原性，取决于其结构中是否含有苷羟基，若存在苷羟基，则为还原糖，反之，为非还原糖。

单糖的化学性质 —— 较强的还原性（被弱氧化剂氧化）

银镜反应：与托伦试剂反应产生银镜(托伦试剂：$AgNO_3$的氨溶液)

与班氏试剂反应：产生砖红色Cu_2O沉淀(班氏试剂是由硫酸铜、碳酸钠、柠檬酸钠配制而成的深蓝色溶液,其主要成分是Cu^{2+}的配合物)

与溴水反应 —— 醛糖：褪色 / 酮糖：不反应

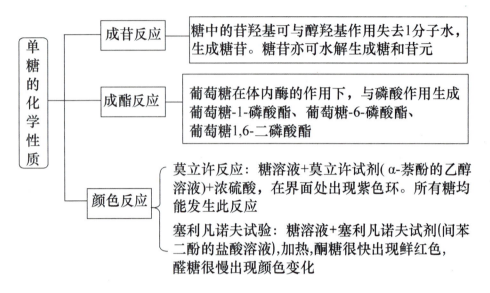

单糖的化学性质：
- 成苷反应：糖中的苷羟基可与醇羟基作用失去1分子水，生成糖苷。糖苷亦可水解生成糖和苷元
- 成酯反应：葡萄糖在体内酶的作用下，与磷酸作用生成葡萄糖-1-磷酸酯、葡萄糖-6-磷酸酯、葡萄糖1,6-二磷酸酯
- 颜色反应：
  - 莫立许反应：糖溶液+莫立许试剂(α-萘酚的乙醇溶液)+浓硫酸，在界面处出现紫色环。所有糖均能发生此反应
  - 塞利凡诺夫试验：糖溶液+塞利凡诺夫试剂(间苯二酚的盐酸溶液),加热,酮糖很快出现鲜红色,醛糖很慢出现颜色变化

（三）医学上常见的单糖

医学上常见的单糖有葡萄糖、果糖、核糖和脱氧核糖。

※葡萄糖是重要的营养物质，人体血液中的葡萄糖称为血糖，正常人空腹血糖浓度维持在 $3.9 \sim 6.1 mmol/L$。

果糖亦是重要的营养物质，在体内的代谢不依赖胰岛素，进入血液后可在无胰岛素的情况下迅速转化为肝糖原，因此，果糖注射液比葡萄糖更适宜于糖尿病及肝病患者供给能量、补充体液用。

核糖、脱氧核糖是细胞的重要组成成分，其中核糖是核糖核酸（RNA）的组成成分，脱氧核糖是脱氧核糖核酸（DNA）的组成成分。

第二节　双　糖

（一）双糖的结构

常见的双糖有蔗糖、麦芽糖和乳糖，分子组成均为 $C_{12}H_{22}O_{11}$，其中蔗糖为非还原糖，麦芽糖和乳糖为还原糖。它们均能水解，蔗糖的水解产物是 1 分子葡萄糖和 1 分子果糖；麦芽糖的水解产物是 2 分子葡萄糖；乳糖的水解产物是 1 分子葡萄糖和 1 分子半乳糖。

※ （二）双糖的化学性质

麦芽糖、乳糖两种还原糖的化学性质与单糖的化学性质相似，可与弱氧化剂发生氧化反应，可发生成酯反应、成苷反应、呈色反应。非还原性双糖——蔗糖只能发生成酯反应、成苷反应、呈色反应。

双糖的还原性取决于其结构中是否含有苷羟基，若有苷羟基，则有还原性。

第三节 多 糖

多糖属于高分子化合物，是由很多分子单糖脱水缩合后以苷键相连而成的，其分子组成可用通式（$C_6H_{10}O_5$）$_n$ 表示，结构单元是单糖分子，水解最终产物为单糖。多糖没有甜味，没有一定的熔点，大多数不溶于水，多糖没有还原性，为非还原糖。

多糖	结构	与碘的作用	水解最终产物
直链淀粉（占天然淀粉的20%）	由葡萄糖单元形成的直链线状聚合物，可卷曲成螺旋状	呈蓝色，加热蓝色消失，冷却后，蓝色重现	葡萄糖
支链淀粉（占天然淀粉的80%）	由葡萄糖单元形成的树枝状聚合物	呈紫色	葡萄糖
糖原（葡萄糖在体内的储存形式，有肝糖原和肌糖原）	与支链淀粉相似，但所含葡萄糖单元数更多，排列更紧密	红棕色	葡萄糖
纤维素	与直链淀粉相似，但所含葡萄糖单元数更多，排列更紧密		葡萄糖

模拟试题测试，提升应试能力

一、选择题

1. 下列说法正确的是（   ）

A. 糖即碳水化合物，是由碳和水化合而成的

B. 糖即碳水化合物，是指其分子组成中，碳氢原子个数之比为 2∶1

C. 糖是多羟基醛、多羟基酮，亦称为碳水化合物

D. 糖是多羟基醛、多羟基酮或它们的脱水缩合物，亦称为碳水化合物

2. 下列化合物中不属于糖的是（　　　）

A. 葡萄糖　　　B. 糖精　　　C. $O{=}C{-}H$　　　　D. $H_2C{-}OH$
$\qquad\qquad\qquad\qquad\qquad\quad |$　　　　　　　　　$|$
$\qquad\qquad\qquad\qquad\qquad CH{-}OH$　　　　$C{=}O$
$\qquad\qquad\qquad\qquad\qquad\quad |$　　　　　　　　　$|$
$\qquad\qquad\qquad\qquad\qquad CH_2{-}OH$　　$CH_2{-}OH$

3. 下列哪一个是糖的结构特点（　　　）

A. 含有羟基　　B. 含有醛基　　C. 含有酮基　　D. 含有多个羟基和酮基

4. 下列糖中属于酮糖的是（　　　）

A. 蔗糖　　　　B. 葡萄糖　　　　C. 果糖　　　　D. 半乳糖

5. 区分醛糖和酮糖可用（　　　）

A. 氧化反应　　　　　　B. 成苷反应

C. 塞利凡诺夫试验　　　D. 水解反应

6. 下列哪项不是所有单糖都具有的性质是（　　　）

A. 与托伦试剂反应　　　　　B. 与班氏试剂反应

C. 与溴水反应　　　　　　　D. 与硝酸反应

7. 双糖是否具有还原性，取决于其结构中是否含有（　　　）

A. 醛基　　　B. 酮基　　　C. 羟基　　　D. 苷羟基

8. 下列糖中属于非还原糖的是（　　　）

A. 果糖　　　B. 蔗糖　　　C. 麦芽糖　　　D. 乳糖

9. 下列哪个性质不是多糖的性质（　　　）

A. 还原性　　B. 水解反应　　C. 没有甜味　　D. 高分子化合物

10. 正常人的血糖浓度为（　　　）

A. 3.9~6.1mmol/L　　　　B. 3.9~6.1g/L

C. 2.82~5.96mmol/L　　　D. 7.35~7.45mmol/L

二、填空题

1. 从分子结构来看，单糖是_____，低聚糖和多糖是_____。

2. 醛糖是指_____，它具有_____性，能被_____、_____、_____等弱氧化剂所氧化，其中与_____的反应可区分醛糖和酮糖。

3. 班氏试剂是由_____、_____和_____按一定比例配制而成的

深蓝色溶液，其主要成分是_____。

4. 能被碱性弱氧化剂氧化的糖称为_____；反之，称为_____。

5. β-葡萄糖甲苷没有还原性，是因为_____。

6. 蔗糖既可看做是葡萄糖苷，又可看做是_____，其结构中没有_____，因此没有还原性，为非还原糖。

7. 糖原是_____，其生理意义是_____。

8. 纤维素的生理意义是_____。

三、判断题

1. 葡萄糖、果糖、甘露糖的分子组成均为 $C_6H_{12}O_6$，符合糖类物质的分子组成通式 $C_n(H_2O)_m$。（　　）

2. 50g/L 的葡萄糖溶液为临床上常用的等渗溶液。（　　）

3. 单糖都具有还原性，是因为其结构中均含有还原性的醛基结构。（　　）

4. 双糖是否具有还原性，取决于其结构中是否含有苷羟基。（　　）

5. 纤维素是正常人不可缺少的营养物质，其水解的最终产物是葡萄糖。（　　）

四、用化学方法区分下列各组物质

1. 葡萄糖、果糖

2. 蔗糖、果糖、淀粉

3. 果糖、蔗糖、葡萄糖

4. 淀粉、糖原、纤维素

（章耀武）

第十四章

氨基酸和蛋白质

学习内容提炼，涵盖重点考点

第一节 氨 基 酸

※ (一) 氨基酸的特点

氨基酸：羧酸分子中烃基上的 H 原子被氨基取代后的化合物，是组成蛋白质的基本组成单位，天然氨基酸有 300 多种，生物体内用于合成蛋白质的氨基酸只有 20 种，均为 α-氨基酸。

α-氨基酸的结构式及特点：

$$R-\underset{\underset{NH_2}{|}}{CH}-COOH$$

(1) 每个氨基酸分子至少都含有一个氨基 (—NH$_2$) 和一个羧基 (—COOH)，并连在同一个碳原子上。

(2) R 基不同、氨基酸不同。

(二) 氨基酸的性质

1. 物理性质

氨基酸：白色晶体，熔点较高，200℃以上；氨基酸易溶于水，不溶于乙醚、苯等有机溶剂。

※2. 化学性质

（1）酸碱两性和等电点

酸碱两性：氨基酸分子中含有碱性的氨基（—NH$_2$）和酸性的羧基（—COOH），可发生两性电离：

$$R—\underset{\underset{NH_2}{|}}{CH}—COOH \rightleftharpoons R—\underset{\underset{NH_3^+}{|}}{CH}—COO^-$$

等电点：氨基酸以两性离子形式存在时溶液的 pH，通常以 pI 表示。

$$R—\underset{\underset{NH_2}{|}}{CH}—COOH$$

$$R—\underset{\underset{NH_2}{|}}{CH}—COO^- \underset{OH^-}{\overset{H^+}{\rightleftharpoons}} R—\underset{\underset{NH_3^+}{|}}{CH}—COO^- \underset{OH^-}{\overset{H^+}{\rightleftharpoons}} R—\underset{\underset{NH_3^+}{|}}{CH}—COOH$$

阴离子	两性离子	阳离子
溶液 pH>pI	溶液 pH = pI	溶液 pH< pI

（2）氨基酸与茚三酮的显色反应：α-氨基酸（碱溶液）＋茚三酮 →呈现紫色，用于鉴别 α-氨基酸。

（3）成肽反应：两分子的 α-氨基酸可通过一分子的氨基与另一分子的羧基间

脱去一分子水，形成以肽键（ $—\overset{\overset{O}{||}}{C}—\overset{\overset{H}{|}}{N}$ 亦称酰胺键）相连的化合物（肽）。

$$H_2N—\underset{\underset{R_1}{|}}{CH}—\overset{\overset{}{}}{\underset{\underset{O}{||}}{C}}—OH + H—\underset{\underset{H}{|}}{N}—\underset{\underset{R_2}{|}}{CH}—COOH \overset{-H_2O}{\underset{\Delta}{\longrightarrow}}$$

$$H_2N—\underset{\underset{R_1}{|}}{CH}—\underset{\underset{O}{||}}{C}—\underset{\underset{H}{|}}{N}—\underset{\underset{R_2}{|}}{CH}—COOH$$

（4）氨基酸与亚硝酸的反应：氨基酸与亚硝酸作用，可定量释放氮气。

第二节　蛋　白　质

※（一）蛋白质的组成

蛋白质：由 α-氨基酸分子间失水以肽键形成的高分子化合物，主要含有碳、氢、氧、氮、硫，蛋白质的含氮量平均为 16%，蛋白质系数为 6.25。

(二) 蛋白质的分类

蛋白质根据化学组成不同可分为单纯蛋白质、结合蛋白质。

蛋白质根据形状不同可分为纤维状蛋白质、球状蛋白质。

蛋白质根据生理功能不同可分为保护蛋白、酶蛋白、激素蛋白、防御蛋白、膜蛋白、受体蛋白、调节蛋白等。

(三) 蛋白质的结构

蛋白质结构分为一级结构、二级结构、三级结构和四级结构。

一级结构：蛋白质分子中氨基酸的排列顺序和连接方式，肽键是一级结构的主键。

(四) 蛋白质的性质

※1. 蛋白质的两性电离和等电点　以 $H_2N—P—COOH$ 代表蛋白质分子，则它在酸性、碱性溶液中的电离情况可表示如下：

$$
\begin{array}{ccc}
& \begin{matrix} NH_2 \\ P \\ COOH \end{matrix} & \\
& \Updownarrow & \\
\begin{matrix} NH_2 \\ P \\ COO^- \end{matrix} & \underset{OH^-}{\overset{H^+}{\rightleftharpoons}} \begin{matrix} NH_3^+ \\ P \\ COO^- \end{matrix} \underset{OH^-}{\overset{H^+}{\rightleftharpoons}} & \begin{matrix} NH_3^+ \\ P \\ COOH \end{matrix} \\
\text{阴离子} & \text{两性离子} & \text{阳离子} \\
\text{溶液　pH>pI} & \text{溶液　pH = pI} & \text{溶液　pH< pI}
\end{array}
$$

体内多数蛋白质的 pI 约为 5。

2. 蛋白质的胶体性质　蛋白质是高分子化合物，相对分子质量大，其分子颗粒的直径在 1~100 nm，属于胶体分散系，具有胶体溶液的特性，不能透过半透膜，利用半透膜提取和纯化蛋白质的方法称为透析法。

　　※3. 蛋白质的变性　蛋白质的变性：在物理因素（如加热、高压、紫外线、X射线）或化学因素（如强酸、强碱、尿素、重金属盐、三氯乙酸等）的影响下，蛋白质分子空间结构遭到破坏，导致蛋白质活性丧失及理化性质改变的现象。

　　※4. 蛋白质的沉淀　蛋白质的沉淀：分散在溶液中的蛋白质分子因聚集而从溶液中析出的现象。

　　沉淀蛋白质的方法：盐析法，加有机溶剂，加重金属盐，加生物碱。

　　盐析：加入大量的中性盐使蛋白质分子从溶液中析出的方法。

　　5. 蛋白质的颜色反应

反应名称	试剂	现象	产生反应的蛋白质
茚三酮反应	茚三酮溶液	蓝紫色	全部蛋白质
缩二脲反应	硫酸铜的碱性溶液	红紫色	全部蛋白质
黄蛋白反应	浓硝酸（然后再加浓氨水）	黄色（橙色）	含有苯环氨基酸
米伦反应	硝酸汞和硝酸亚汞的硝酸溶液	白色沉淀（加热后变暗红色）	酪氨酸残基溶液

模拟试题测试，提升应试能力

一、选择题

1. 下列结构式中，属于 α-氨基酸的是（　　　）

A.　RCHCOOH
　　　|
　　　NH$_2$

B.　RCHCH$_2$COOH
　　　|
　　　NH$_2$

C.　RCHCH$_2$CH$_2$COOH
　　　|
　　　NH$_2$

D.　⬡—CHCH$_2$COOH
　　　　　|
　　　　　NH$_2$

2. 血清的 pH 约为 7.4，大多数蛋白质的等电点为 5 左右，血清中蛋白质以（　　　）形式存在。

A. 阳离子　　B. 阴离子　　C. 两性离子　　D. 内盐

3. 组成天然蛋白质的氨基酸有（　　　）

A. 30 种　　B. 20 种　　C. 10 种　　D. 25 种

4. 能鉴别氨基酸与蛋白质的试剂是（　　　）

A. HCl   B. NaOH   C. 缩二脲试剂   D. $FeCl_3$

5. 下列试剂中，能使蛋白质沉淀的是（　　）

A. HCl   B. NaOH   C. 生物碱   D. H_2SO_4

6. 氨基酸和蛋白质的共性是（　　）

A. 都具有两性电离和等电点   B. 都含有肽键

C. 都能发生缩二脲反应   D. 都能透过半透膜

7. 蛋白质在强碱性溶液中，遇 $CuSO_4$ 溶液显（　　）

A. 黄色   B. 绿色   C. 紫色或紫红色   D. 蓝色

8. 临床上检验患者尿中的蛋白质，利用它受热凝固的性质，这反应属于（　　）

A. 水解   B. 变性   C. 显色   D. 盐析

9. 浓 HNO_3 溅在手上，皮肤显黄色，再滴加稀氨水后，又变为橙色的反应，称为（　　）

A. 缩二脲反应   B. 黄蛋白反应

C. 水解反应   D. 变性作用

10. 重金属盐中毒时，应急措施是立即服用大量的（　　）

A. 生理盐水   B. 冷水   C. 牛奶   D. 食醋

11. 下列因素中，不能使蛋白质变性的是（　　）

A. 加 $AgNO_3$ B. 紫外线照射

C. 加（NH_4）$_2SO_4$ D. 加热

12. 下列叙述中，不正确的是（　　）

A. 氨基酸是两性化合物   B. 蛋白质是两性化合物

C. 盐析后的蛋白质不能再溶于水   D. 变性后的蛋白质不能再溶于水

二、填空题

1. 蛋白质的一级结构是指＿＿＿＿＿＿，主键是＿＿＿＿＿＿。

2. 凡含有＿＿＿＿＿结构的物质均可发生缩二脲反应。

3. 盐析法沉淀蛋白质的原理是＿＿＿＿＿＿。

4. 从组织提取液中沉淀蛋白质而又不使之变性的方法是加入＿＿＿＿。

5. 蛋白质变性是由于＿＿＿＿＿＿。

三、判断题

1. 氨基酸属于多官能团化合物。（　　）

2. 所有氨基酸的等电点都等于7。（　　）

3. 所有氨基酸的水溶液均呈中性。（　　）

4. 蛋白质在等电点时净电荷为零，溶解度最小。（　　）

5. 蛋白质水解的最终产物是氨基酸。（　　）

6. 组成蛋白质的氨基酸都属于 α-氨基酸。（　　）

7. α-氨基酸能与茚三酮发生显色反应。（　　）

8. 蛋白质是由氨基酸组成的，因此蛋白质的性质与氨基酸的性质完全相同。（　　）

9. 蛋白质和氨基酸都能发生缩二脲反应。（　　）

10. 蛋白质和氨基酸都含有肽键。（　　）

四、用化学方法鉴别

1. 淀粉、纤维素和蛋白质

2. 蔗糖、丙醛、丙酸和 α-氨基丙酸

3. 乳酸、苯酚和甘氨酸

五、简答题

1. 简述氨基酸与蛋白质的差异。

2. 简述蛋白质沉淀的概念与方法。

（陈先玉）

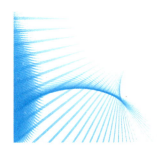

参 考 文 献

陈常兴 . 2007. 医用化学基础要点提示与习题 . 北京：人民军医出版社

李晓岚 . 2014. 医用化学 . 南京：江苏科技出版社

牛秀明，林珍 . 2013. 无机化学 . 第二版 . 北京：人民卫生出版社

徐春祥 . 2009. 医学化学学习指导 . 北京：高等教育出版社

薛会君，刘德云 . 2012. 医用化学 . 第三版 . 北京：科学出版社

张运晓 . 2011. 医用化学 . 郑州：河南科学技术出版社

赵正森 . 2012. 医用化学基础 . 郑州 . 河南科学技术出版社

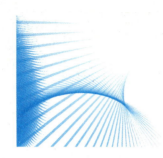

模拟试题参考答案

第一章

一、选择题

1~10. BCCAC ADAAB   11~20. BDACA BDDCB   21~30. CBBCC   ABBBD

二、填空题

1. 正电荷；负电荷；原子的中心；电中性

2. 质量数

3. 同位素；几乎完全相同

4. n；远；高

5. 8

6. 离子型

7. 没有方向性和饱和性

8. 非极性

9. Co^{3+}；N 和 Cl^-

10. Na 和 S^{2-}；Fe^{2+} 和 H_2O_2；Cu^{2+}、H^+ 和 O_2

三、判断题

1. × 2. × 3. × 4. × 5. × 6. × 7. × 8. √ 9. × 10. √

四、简答题

1.

粒子	核内质子数	核外电子数	质量数	中子数	原子序数
$_{11}Na$	11	11	23	12	11
Al^{3+}	13	10	27	14	13

续表

粒子	核内质子数	核外电子数	质量数	中子数	原子序数
$_{16}S^{2-}$	16	18	32	16	16
Ca	20	20	40	20	20

2.

（1）A：钙　Ca　第4周期第ⅡA族。　　B：硫　S　第3周期第ⅥA族。

C：氧　O　第2周期第ⅥA族。　　　　D：氟　F　第2周期第ⅦA族。

（2）AB化合物的形成过程

$$ ^*Ca^* \; + \; \cdot\ddot{S}\cdot \quad \longrightarrow \quad Ca^{2+} \left[\begin{matrix} \because\ddot{S}\because \end{matrix} \right]^{2-} $$

D的氢化物（HF）的形成过程

$$ H^* \; + \; \cdot\ddot{F}\colon \quad \longrightarrow \quad H \; \colon\ddot{F}\colon $$

3. 利用过氧化氢的强氧化性破坏组成细菌的蛋白质，使之死亡，从而起到消毒杀菌作用。

4. 煤气中毒就是因为血红素中的 Fe^{2+} 与 CO 结合，生成更稳定的配合物，从而使血红素失去了输送氧气的功能。

5. $[PtCl_6]^{2-}$　　　　　六氯合铂（Ⅳ）配离子

$[Ag(NH_3)_2]^+$　　　　二氨合银（Ⅰ）配离子

$[Fe(en)_3]^{3+}$　　　　三（乙二胺）合铁（Ⅲ）配离子

$[Co(NH_3)_5(H_2O)]^{3+}$　五氨一水合钴（Ⅲ）配离子

$[Zn(NH_3)_4]SO_4$　　　硫酸四氨合锌（Ⅱ）

$K_4[Fe(CN)_6]$　　　　六氰合铁（Ⅱ）酸钾

第二章

一、选择题

1~10. CDDBC BBCCD　11~20. ADBDA　AAACD

二、填空题

1. 1；0.5；$1.204×10^{24}$

2. 0.025；3.55

3. 1.5

4. 66；33.6；$9.03×10^{23}$；$1.806×10^{24}$

5. 0. 25；1

6. 7. 2

7. 280~320

8. 等渗

9. 溶血；胞浆分离

10. 晶体渗透压；胶体渗透压；晶体渗透压

三、判断题

1. ×　2. ×　3. √　4. √　5. √　6. ×　7. ×　8. ×　9. √　10. √

四、计算题

1. 4. 14 ml

2. 10 支

3. 6. 66×10^4 g/mol

4. 等渗

第三章

一、选择题

1~10. AADAC　AADCA

二、填空题

1. 化学反应快慢；单位时间内反应物或生成物的浓度变化

2. 浓度；温度；压强；催化剂

3. 0. 5；1. 5；1

4. 在密闭的容器内反应不能进行到底

5. 在可逆反应中，正、逆反应速率相等，反应物和生成物的浓度保持恒定，不再随时间而改变，平衡属于有条件的、暂时的、相对的动态平衡。

6. 浓度；温度；压强

7. 逆反应方向；不

三、判断题

1. ×　2. ×　3. ×　4. ×　5. ×　6. √

四、简答题

人发生 CO 中毒后形成了下列平衡，HbO$_2$（aq）+CO（g）$\rightleftharpoons$HbCO（aq）+O$_2$（g），即氧合血红蛋白中的血红蛋白被 CO 所结合，而释放出氧气，导致血红蛋白失去了输送氧气功能而中毒；让患者吸入大量的新鲜空气，即是吸入大量的氧气，而使上述平衡向逆过程移动，从而恢复血红蛋白的输氧功能，起到解救患者的作用。

第四章

一、选择题

1~10. CBBBC   ADCCC   11~15. DACCC

二、填空题

1. （1）$CH_3COOH \rightleftharpoons CH_3COO^- + H^+$

（2）$NH_3 \cdot H_2O \rightleftharpoons NH_4^+ + OH^-$

（3）$NaHCO_3 \longrightarrow Na^+ + HCO_3^-$

2. 电解质本身的性质；浓度；温度

3. H^+浓度的负对数，即 $pH = -lg[H^+]$；7.35~7.45；pH 小于 7.35

4. 碱性；蓝色

5. H_2CO_3/HCO_3^-；$H_2PO_4^-/HPO_4^{2-}$；H-蛋白质/Na-蛋白质

三、简答题（略）

四、计算题

1. （1）13；（2）4.5；（3）10.5

2. （1）1.0×10^{-5}mol/L；（2）1.0×10^{-2}mol/L；（3）1.0×10^{-13}mol/L

3. 3.4

第五章

一、选择题

1~10. AABCC   ABADA   11~15. DCBCD

二、填空题

1. 分散系；分散相；容纳分散相的物质

2. 加入电解质；加入带相反电荷的溶胶；加热

3. 盐析

4. 胶粒带电荷；胶粒表面水化膜的保护作用

5. 溶胶的聚沉

三、判断题

1. ×   2. ×   3. ×   4. √   5. √   6. √

四、简答题

1. 是由于河水中的泥沙所带的负电荷被海水中的电解质中和而沉淀堆积形成的。

2. 溶胶稳定的主要因素有：①胶粒带电荷；②胶粒表面水化膜的保护作用。高分子溶液稳定的主要因素是有厚度和紧密度较大的水化膜。

破坏：①溶胶破坏可加入电解质；加热；加带相反最荷的溶胶；②高分子溶液可加入大量的电解质，即盐析。

第六章

一、选择题

1~10. DBCCC　ACBCB

二、填空题

1. C；H；O；N

2. 共价键

3. 短线式；结构简式；键线式

4. 按碳链骨架分类；按官能团分类

5. 能决定一类有机化合物性质的主要原子或原子团

三、判断题

1. ×　2. ×　3. ×　4. ×　5. √　6. ×

四、指出下列化合物中的官能团和化合物类别，并用系统命名法命名

题号	官能团	有机物类别	化合物名称
1		烷烃	己烷
2	碳碳双键	烯烃	3-甲基-1-丁烯
3	醛基	醛	3-甲基丁醛
4		烷烃	2，3-二甲基戊烷
5	羟基	醇	2-甲基-3-戊醇
6		芳香烃	甲苯
7	羟基	醇	间甲苯甲醇
8	氨基	胺	苯胺
9	羧基	羧酸	苯甲酸

五、写出下列化合物的结构式，并检查名称是否准确，如有错误请予以改正

1. $H_3C{-}CH_2{-}O{-}CH_2{-}CH_3$

2. 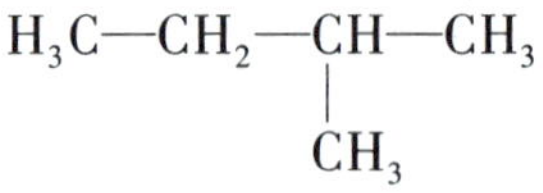 2-甲基丁烷

3. 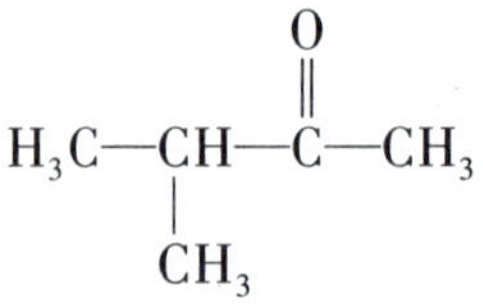 3-甲基-2-丁酮 4. 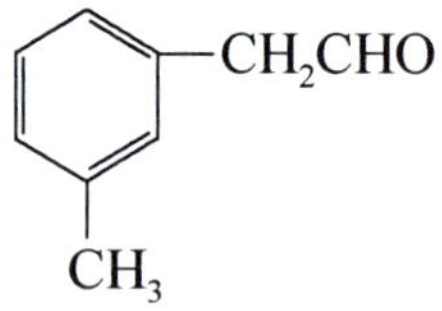

5. 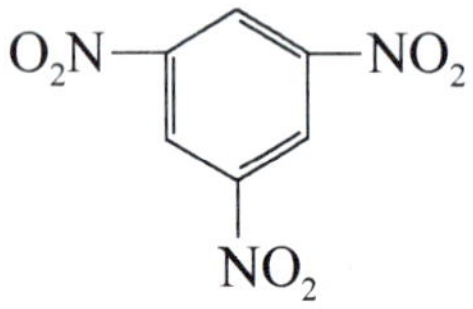 1，3，5-三硝基苯

6. 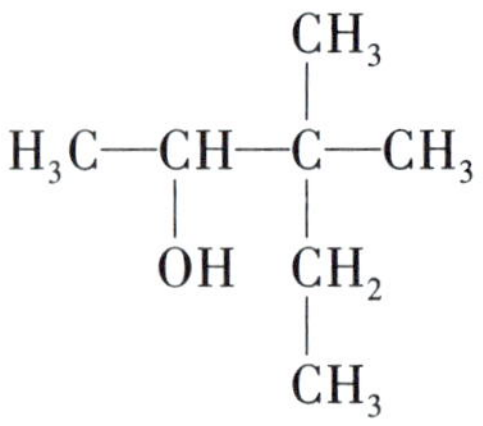 3，3-二甲基-2-戊醇

六、简答题（略）

第七章

一、选择题

1～10. ABBCB DCDBA 11～20 BCBCB DACDC

二、填空题

1. 烃；链烃；环烃
2. 饱和烃；不饱和烃；脂环烃；芳香烃
3. sp^3；sp^2；sp
4. 含氢原子多的双键；马尔可夫尼可夫规则，简称马氏规则
5. 次序规则

三、判断题

1. × 2. √ 3. × 4. √ 5. √ 6. √ 7. √ 8. × 9. × 10. √

四、命名化合物或写出结构式（略）

五、用化学方法鉴别下列各组化合物

1. 1-丁炔和 2-丁炔

解：$\left.\begin{matrix}\text{1-丁炔}\\ \text{2-丁炔}\end{matrix}\right\}\xrightarrow{[Ag(NH_3)_2]NO_3}\left\{\begin{matrix}\text{生成白色沉淀：1-丁炔}\\ \text{无变化：2-丁炔}\end{matrix}\right.$

2. 丙烷、丙烯和丙炔

解：

$$
\left.\begin{array}{l}\text{丙烷}\\ \text{丙烯}\\ \text{丙炔}\end{array}\right\}\xrightarrow{\text{Br}_2/\text{CCl}_4}
\begin{cases}
\text{红棕色褪色}\left\{\begin{array}{l}\text{丙烯}\\ \text{丙炔}\end{array}\right.\xrightarrow{[\text{Ag}(\text{NH}_3)_2]\text{NO}_3}\begin{cases}\text{白色沉淀：丙炔}\\ \text{无白色沉淀：丙烯}\end{cases}\\
\text{不褪色：丙烷}
\end{cases}
$$

3. 环己烷、环己烯、1-己炔

$$
\left.\begin{array}{l}\text{环己烷}\\ \text{环己烯}\\ \text{1-己炔}\end{array}\right\}\xrightarrow{[\text{Ag}(\text{NH}_3)_2]\text{NO}_3}
\begin{cases}
\text{白色沉淀：1-己炔}\\
\text{无白色沉淀}\left\{\begin{array}{l}\text{环己烷}\\ \text{环己烯}\end{array}\right.\xrightarrow{\text{Br}_2/\text{H}_2\text{O}}\begin{cases}\text{红棕色褪色：环己烯}\\ \text{不褪色：环己烷}\end{cases}
\end{cases}
$$

4. 硝基苯、甲苯、1-苯基环己烯

$$
\left.\begin{array}{l}\text{硝基苯}\\ \text{甲苯}\\ \text{1-苯基环己烯}\end{array}\right\}\xrightarrow{\text{Br}_2/\text{H}_2\text{O}}
\begin{cases}
\text{红棕色褪色：1-苯基环己烯}\\
\text{不褪色}\left\{\begin{array}{l}\text{硝基苯}\\ \text{甲苯}\end{array}\right.\xrightarrow{\text{KMnO}_4/\text{H}^+}\begin{cases}\text{褪色：甲苯}\\ \text{不褪色：硝基苯}\end{cases}
\end{cases}
$$

六、简答题（略）

第八章

一、选择题

1~10. DCACA　BCBBB　11~20. ADBBD　ABCDC

二、判断题

1. ×　2. √

三、名词解释

1. 链烃、脂环烃和芳香烃侧链上的氢原子被羟基取代形成的化合物，称为醇。

2. 芳香环上的氢原子被羟基取代形成的化合物，称为酚。

四、填空题

1. 羟基（—OH）

2. 伯醇；仲醇；叔醇；　$R\text{—}CH_2\text{—}OH$　；　$\begin{array}{c}R\\ |\\ CH\text{—}OH\\ |\\ R'\end{array}$　；　$\begin{array}{c}R_1\\ |\\ R_2\text{—}C\text{—}OH\\ |\\ R_3\end{array}$

3. 25%~50%；75%

4. 乙醇；盐酸

5. 甲醇

6. 伯；仲；叔

五、写出下列物质的结构式

1.

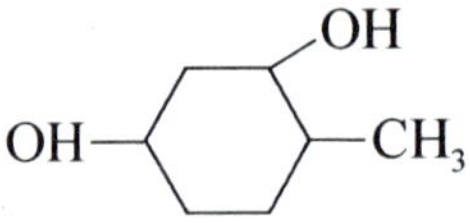

OH
OH   CH₃
(环己烷结构，1位—OH，2位—CH₃，4位—OH)

2. CH₂—CH—CH₂
    | | |
    OH   OH   OH

3. H₃C—CH—CH—CH₃
        | |
        OH   CH₃

4. 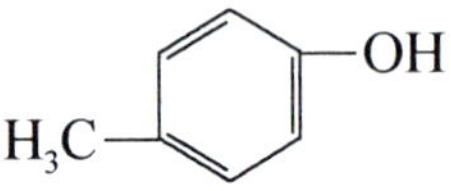 H₃C—⟨苯环⟩—OH

5. 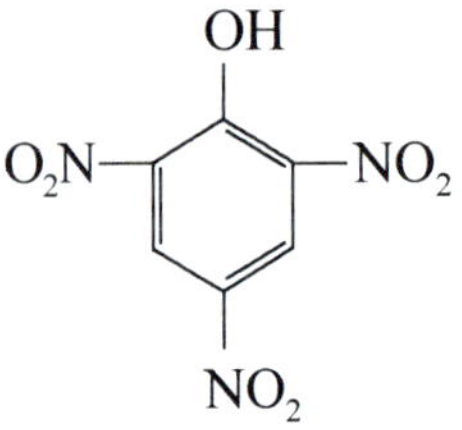 O₂N—⟨苯环，OH在顶部⟩—NO₂
             |
            NO₂

6. 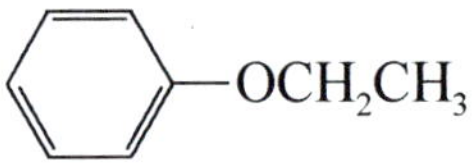 ⟨苯环⟩—OCH₂CH₃

7. H₃C—O—CH—CH₃
            |
            CH₃

六、用化学方法鉴别己烷、丁醇、苯酚和乙醚

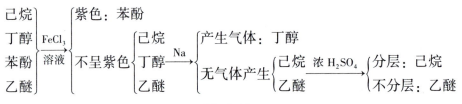

第九章

一、选择题

1~10. DBCAC CABAC 11~20. ACDDA DBBDA

二、填空题

1. 羰基；羰基化合物

2. 1 个 H 原子；1 个烃基；醛基

3. 甲醛； H—C—H ；消毒剂；防腐剂
              ‖
              O

4. 氧化反应；还原反应

5. 还原性

6. 芳香醛不能与斐林试剂作用

7. 羰基连接的原子或原子团不完全相同；羰基在碳链中的位置不同

8. $\diagdown$C═N─

三、判断题

1. √　2. √　3. ×　4. ×　5. ×　6. √　7. ×　8. √　9. ×　10. ×

四、用系统命名法命名下列化合物或写出其结构式

1. 3-甲基丁醛　　2. 3-甲基-2-乙基丁醛　　3. 2-甲基-3-戊酮

4. 4-甲基-2-己酮　5. 间-甲基苯甲醛　　　6. 苯乙酮

7. $H{-}\underset{\overset{\|}{O}}{C}{-}H$　　8. $H_3C{-}\underset{\overset{\|}{O}}{C}{-}CH_3$

9. $H_3C{-}\underset{\overset{\|}{O}}{C}{-}CH_2{-}C_6H_5$

五、完成下列反应式

1. $H_3C{-}\underset{\overset{\|}{O}}{C}{-}H$ +HCN $\longrightarrow$ $H_3C{-}\underset{\overset{|}{OH}}{CH}{-}CN$

2. $H_3C{-}\underset{\overset{\|}{O}}{C}{-}CH_3$ +NaHSO$_3$ $\longrightarrow$ $H_3C{-}\underset{\overset{|}{SO_3Na}}{\overset{\overset{|}{OH}}{C}}{-}CH_3$

3. $H_3C{-}\underset{\overset{|}{OH}}{CH}{-}CH_3$ +I$_2$ $\xrightarrow{NaOH}$ $H_3C{-}\underset{\overset{\|}{O}}{C}{-}ONa$ +CHI$_3$ +NaI+H$_2$O

4. $H_3C{-}CH_2{-}\underset{\overset{\|}{O}}{C}{-}H$ + H$_2$N─NH─C$_6$H$_5$ $\longrightarrow$

   $H_3C{-}CH_2{-}\underset{H}{C}$ ═N─NH─C$_6$H$_5$

5. $H_3C{-}CH_2{-}\underset{\overset{\|}{O}}{C}{-}H$ +CH$_3$OH $\xrightarrow{\text{干燥 HCl}}$ $H_3C{-}CH_2{-}\underset{\overset{|}{OCH_3}}{\overset{\overset{|}{OH}}{C}}{-}H$

六、用化学方法鉴别下列各组化合物

1.

$$\left.\begin{array}{l}\text{甲醛}\\\text{乙醛}\\\text{苯甲醛}\end{array}\right\}\xrightarrow{\text{斐林试剂}}\left\{\begin{array}{l}\text{铜镜：甲醛}\\\text{砖红色沉淀：乙醛}\\\text{无上述现象：苯甲醛}\end{array}\right.$$

2.

$$\left.\begin{array}{l}\text{异丙醇}\\\text{丙醛}\\\text{丙酮}\end{array}\right\}\xrightarrow[\text{试剂}]{\text{希夫}}\left\{\begin{array}{l}\text{紫红色：丙醛}\\\text{无紫红色出现}\left\{\begin{array}{l}\text{异丙醇}\\\text{丙酮}\end{array}\right.\xrightarrow[\text{NaOH}]{Na_2[Fe(CN)_6NO]}\left\{\begin{array}{l}\text{鲜红色：丙酮}\\\text{无鲜红色出现：异丙醇}\end{array}\right.\end{array}\right.$$

3.

$$\left.\begin{array}{l}\text{2-戊酮}\\\text{3-戊酮}\end{array}\right\}\xrightarrow{I_2\text{、NaOH}}\left\{\begin{array}{l}\text{黄色沉淀：2-戊酮}\\\text{无黄色沉淀；3-戊酮}\end{array}\right.$$

4.

$$\left.\begin{array}{l}\text{乙醛}\\\text{丙酮}\\\text{苯乙醛}\end{array}\right\}\xrightarrow{\text{希夫试剂}}\left\{\begin{array}{l}\text{紫红色：}\left\{\begin{array}{l}\text{乙醛}\\\text{苯乙醛}\end{array}\right.\xrightarrow{\text{斐林试剂}}\left\{\begin{array}{l}\text{砖红色沉淀：乙醛}\\\text{无砖红色沉淀：苯乙醛}\end{array}\right.\\\text{无紫红色：丙酮}\end{array}\right.$$

七、推导结构式

1. A. $H_3C-CH_2-\underset{\underset{OH}{|}}{CH}-CH_3$ 2-丁醇

   B. $H_3C-CH_2-\underset{\underset{O}{\|}}{C}-CH_3$ 2-丁酮

2. A. $H_3C-\underset{\underset{CH_3}{|}}{CH}-CH_2-\overset{\overset{O}{\|}}{C}-H$ 3-甲基丁醛

   B. $H_3C-\underset{\underset{CH_3}{|}}{CH}-CH_2-CH_2OH$ 3-甲基-1-丁醇

   C. $H_3C-\underset{\underset{CH_3}{|}}{CH}-CH=CH_2$ 3-甲基-1-丁烯

$$H_3C-\underset{\underset{CH_3}{|}}{CH}-CH_2-\overset{\overset{O}{\|}}{C}-H \ +NaHSO_3 \longrightarrow H_3C-\underset{\underset{CH_3}{|}}{CH}-CH_2-\overset{\overset{OH}{|}}{\underset{\underset{SO_3Na}{|}}{C}}-H$$

$$H_3C-\underset{\underset{CH_3}{|}}{CH}-CH_2-\overset{\overset{O}{\|}}{C}-H \ + \ [Ag(NH_3)_2]^+ \xrightarrow[OH^-]{\triangle}$$

$$H_3C-\underset{\underset{CH_3}{|}}{CH}-CH_2-\overset{\overset{O}{\|}}{C}-ONH_4 \ +Ag\downarrow +NH_3\uparrow$$

$$H_3C-\underset{\underset{CH_3}{|}}{CH}-CH_2-\overset{\overset{O}{\|}}{C}-H \ +H_2 \xrightarrow{Ni} H_3C-\underset{\underset{CH_3}{|}}{CH}-CH_2-CH_2OH$$

$$H_3C-\underset{\underset{CH_3}{|}}{CH}-CH_2-CH_2OH \xrightarrow{\text{浓 } H_2SO_4} H_3C-\underset{\underset{CH_3}{|}}{CH}-CH=CH_2 \ +H_2O$$

$$H_3C-\underset{\underset{CH_3}{|}}{CH}-CH=CH_2 \ +HBr \longrightarrow H_3C-\underset{\underset{CH_3}{|}}{CH}-\underset{\underset{Br}{|}}{CH}-CH_3$$

第十章

一、选择题

1~10. CAABA　CCAAA　11~15. ABDCC

二、填空题

1. H；羧基；脂肪酸；脂环酸；芳香酸

2. 羧基；另一个官能团

3. 蚁酸；安息香酸；草酸；酒石酸；柠檬酸

4. 易

5. 相对分子质量增大；高；羧酸分子间存在氢键

6. 乳酸；丙酮酸

7. β-羟基丁酸；丙酮；酮体

三、判断题

1. ×   2. ×   3. ×   4. ×   5. √

四、写出下列化合物名称或结构式

1. β-甲基丁酸   2. β-羟基丁酸   3. β-丁酮酸   4. 邻羟基苯甲酸

5. $\underset{\displaystyle H-\overset{\textstyle O}{\overset{\|}{C}}-OH}{}$ 6. $\underset{\displaystyle \underset{OH}{\overset{\textstyle H_2C-COOH}{HC-COOH}}}{}$ 7. $\underset{\displaystyle \underset{HO-HC-COOH}{HO-HC-COOH}}{}$

8. $HOOC-CH_2-\underset{\displaystyle COOH}{\overset{\displaystyle OH}{C}}-CH_2-COOH$

五、用化学方法鉴别下列各组物质

1.

$\left.\begin{array}{l}石炭酸\\草酸\\甲酸\end{array}\right\} \xrightarrow{FeCl_3 溶液} \begin{cases}紫色：石炭酸\\不显紫色 \begin{cases}草酸\\甲酸\end{cases} \xrightarrow{斐林试剂} \begin{cases}砖红色沉淀：甲酸\\无砖红色沉淀：草酸\end{cases}\end{cases}$

2.

$\left.\begin{array}{l}丙醇\\丙醛\\丙酸\\乳酸\end{array}\right\} \xrightarrow[试剂]{希夫} \begin{cases}紫红色：丙醛\\不显\\紫红色 \left.\begin{array}{l}丙醇\\丙酸\\乳酸\end{array}\right\} \xrightarrow{Na_2CO_3} \begin{cases}产生气体 \begin{cases}丙酸\\乳酸\end{cases} \xrightarrow{KMnO_4 溶液} \begin{cases}褪色：乳酸\\不褪色：丙酸\end{cases}\\不产生气体：丙醇\end{cases}\end{cases}$

六、推导结构式

A 可能的结构式为：$H-\overset{\textstyle O}{\overset{\|}{C}}-O-CH_2-\underset{OH}{\overset{}{CH}}-CH_3$

B 的结构式为：$H_3C-\underset{OH}{\overset{}{CH}}-CH_2-COOH$

C 的结构式为：
$$H_3C-\overset{\overset{\displaystyle O}{\|}}{C}-CH_2-COOH$$

A 的水解

$$H-\overset{\overset{\displaystyle O}{\|}}{C}-O-CH_2-\overset{\underset{\displaystyle OH}{|}}{CH}-CH_3 +H_2O \xrightarrow{H^+} H-\overset{\overset{\displaystyle O}{\|}}{C}-O-H + HO-CH_2-\overset{\underset{\displaystyle OH}{|}}{CH}-CH_3$$

A 的水解产物的性质

$$H-\overset{\overset{\displaystyle O}{\|}}{C}-O-H + [Ag(NH_3)_2]^+ \xrightarrow{\triangle} Ag\downarrow +NH_3\uparrow +CO_2\uparrow +H_2O$$

$$HO-CH_2-\overset{\underset{\displaystyle OH}{|}}{CH}-CH_3 +Cu(OH)_2 \longrightarrow H_2\overset{\underset{\displaystyle O}{|}}{C}-\overset{\underset{\displaystyle O}{|}}{CH}-CH_3 +H_2O$$
$$\underset{Cu}{\diagdown\diagup}$$

（深蓝色）

B 的脱氢氧化

$$H_3C-\overset{\underset{\displaystyle OH}{|}}{CH}-CH_2-COOH \xrightarrow[-2H]{Pt} H_3C-\overset{\overset{\displaystyle O}{\|}}{C}-CH_2-COOH$$

C 的碘仿反应

$$H_3C-\overset{\overset{\displaystyle O}{\|}}{C}-CH_2-COOH +I_2 \xrightarrow{NaOH} CHI_3\downarrow + H_2C\overset{\diagup COONa}{\diagdown COONa} +NaI$$

第十一章

一、选择题

1~10. DBACC　DDAAC　11~20. BCCCA　CAAAB

二、填空题

1. 羧酸；烃氧基

2. 可逆

3. 液；不饱和高级脂肪酸；固；饱和高级脂肪酸

4. 人体内不能自动合成，必须由食物供给的高级脂肪酸；含有多个碳碳双键；亚油酸；亚麻酸和花生四烯酸

5. 1 分子甘油和 2 分子高级脂肪酸、1 分子磷酸、1 分子含 N 的有机碱；含 N 的有机碱不同；胆胺

三、判断题

1. √ 2. × 3. × 4. × 5. × 6. √

四、简答题

1. 皮肤组织中的 7-脱氢胆甾醇受到紫外线照射时，它的 B 环破裂转化为维生素 D_3。因此，多晒太阳是获得维生素 D_3 的最简单方法。

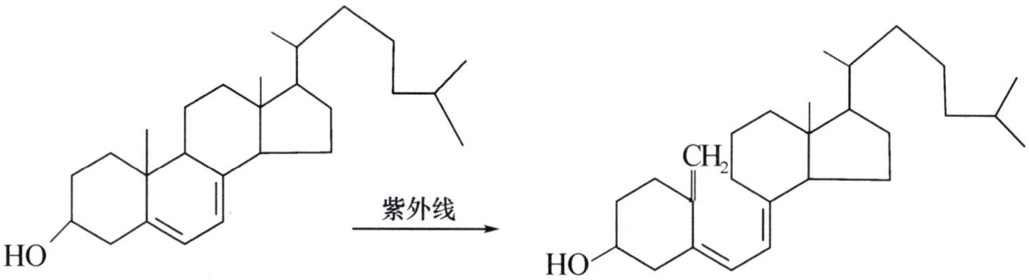

2. 油脂的质量好坏可用酸值来表示。酸值是指中和 1g 油脂所需的氢氧化钾的毫克数。酸值可反映油脂的酸败程度。酸值越大，说明油脂的酸败程度越高，油脂变质程度越大。

3. 当人体内胆固醇代谢发生障碍时，血液中胆固醇的含量就会增多，并从血清中析出，引起血管变窄，降低血液流速，造成高血压、动脉硬化。

第十二章

一、选择题

1~7 ABADCCA

二、填空题

1. 氨；脂肪胺；芳香胺

2. 酰基；氨基或烃氨基

3. 氨基；蛋白质

4. 叔 N 原子上没有 H 原子

5. 具有显著生物活性的含 N 碱性有机化合物

三、用简单化学方法分别鉴别下列两组化合物

1.

$$C_6H_5NH_2$$
$$C_6H_5CH_2NH_2$$
$$C_6H_5N(CH_3)_2$$
$$C_6H_5CH_2N(CH_3)_2$$

$$\xrightarrow{}$$

沉淀 $\begin{cases} C_6H_5NH_2 \\ C_6H_5CH_2NH_2 \end{cases} \xrightarrow{Br_2/B_2O} \begin{cases} \text{白色沉淀}：C_6H_5NH_2 \\ \text{无变化}：C_6H_5CH_2NH_2 \end{cases}$

无变化 $\begin{cases} C_6H_5N(CH_3)_2 \\ C_6H_5CH_2N(CH_3)_2 \end{cases} \xrightarrow{Br_2/H_2O} \begin{cases} \text{白色沉淀}：C_6H_5N(CH_3)_2 \\ \text{无变化}：C_6H_5CH_2N(CH_3)_2 \end{cases}$

2.

苯胺
苯酚
苄醇
苯甲酸
$\xrightarrow{Br_2/H_2O}$ 白色沉淀 $\begin{cases} \text{苯胺} \\ \text{苯酚} \end{cases} \xrightarrow{FeCl_3 \text{溶液}} \begin{cases} \text{紫色：苯酚} \\ \text{不呈紫色：苯胺} \end{cases}$

无白色沉淀 $\begin{cases} \text{苄醇} \\ \text{苯甲酸} \end{cases} \xrightarrow{Na_2CO_3} \begin{cases} \text{有气体产生：苯甲酸} \\ \text{无气体产生：苄醇} \end{cases}$

四、分别比较下列化合物的碱性

氢氧化四甲铵>苄胺>苯胺>N-乙酰苯胺

第十三章

一、选择题

1~10. DBDCC　CDBAA

二、填空题

1. 多羟基醛或多羟基酮；多羟基醛或多羟基酮的脱水缩合物

2. 多羟基醛；还原性；托伦试剂；班氏试剂；溴水；溴水

3. 硫酸铜；柠檬酸钠；碳酸钠；Cu^{2+} 的配合物

4. 还原糖；非还原糖

5. β-葡萄糖甲苷中没有苷羟基

6. 果糖苷；苷羟基

7. 葡萄糖在体内的储存形式；保持血糖的正常浓度

8. 促进人体消化液的分泌，促进肠道蠕动，促进排便，降低血清胆固醇，抗肠癌

三、判断题

1. ×　2. √　3. ×　4. √　5. ×

四、用化学方法区分下列各组物质

1.

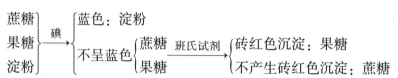

2.

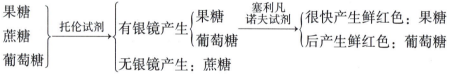

3.

4.

第十四章

一、选择题

1~12　ABBCC　ACBBC　CC

二、填空题

1. 氨基酸的排列顺序；肽键

2. 肽键

3. 中和蛋白质所带电荷，破坏蛋白质分子表面的水化膜

4. 硫酸铵

5. 蛋白质空间构象的破坏

三、判断题

1. √　2. ×　3. ×　4. √　5. √　6. √　7. √　8. ×　9. ×　10. ×

四、用化学方法鉴别

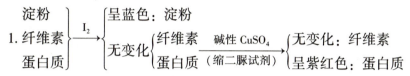

2.

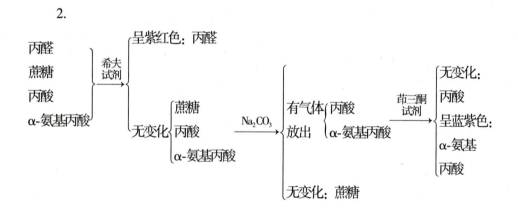

3.

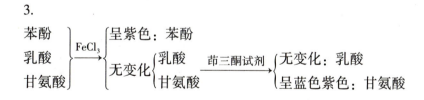

五、简答题（略）